找回自癒力

痠痛與疼痛改善BOOK

姿勢改善運動矯正教練
大沼勝寬
(ONUMA)

楓葉社

前言

首先要先感謝各位閱讀本書。我平時除了在我的整復院和皮拉提斯教室協助有僵硬問題、慢性疼痛、姿勢困擾的病患外，還透過YouTube傳遞如何**「自力改善姿勢及疼痛」**的健康相關資訊。大家往往會認為每個人所面對的煩惱與症狀各不相同，但其實並非如此。

智慧型手機自10年前開始普及；在選擇電腦時，也越來越多人選擇使用性能較強的筆電。大家在使用這些裝置時的習慣相仿，無論是肩、頸、腰的僵硬、疼痛或姿勢問題其實都大同小異。

而大家都各自以自己偏好的按摩及伸展方式嘗試解決，然而我卻天天收到狀況惡化的求助訊息，到底是為什麼呢？

答案其實很簡單，問題就來自於「自創的保健法」。是否曾認為「要痛才有效」、「要用力才能伸展到肌肉」，用自己的方式自我保健呢？其實這麼做是錯的！每塊肌肉都有自己的特性，也各自有經醫學證實的正確按摩、伸展、消除疼痛方法。

這本書將傳授**超有效僵硬及疼痛的舒緩法。**只需要了解「簡單的理論與5大原則」，便能舒緩平時的不適！最重要的是，這些動作都能在家裡自己做。從今以後，你也將成為按摩達人。接下來就翻開這本書，迎向沒有僵硬與疼痛的生活吧！

2022年8月

大沼勝寬

目錄

CHAP. 1 僵硬和疼痛的原因與按摩的5大原則

CHAP. 2 實施！舒緩按摩

CHAP. 3 改善姿勢的伸展運動

CHAP. 4

造成僵硬、疼痛的習慣和環境OUT！

肌肉的名稱

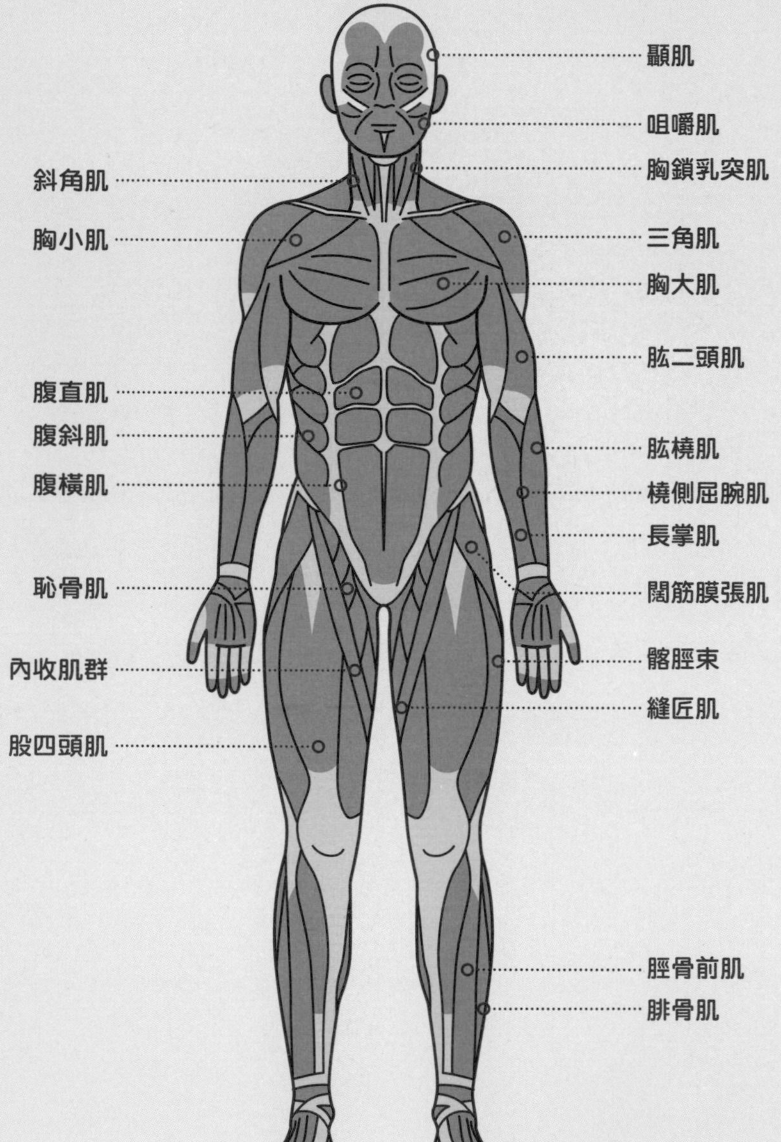

顳肌
咀嚼肌
斜角肌
胸鎖乳突肌
胸小肌
三角肌
胸大肌
肱二頭肌
腹直肌
腹斜肌
肱橈肌
腹橫肌
橈側屈腕肌
長掌肌
恥骨肌
闊筋膜張肌
內收肌群
髂脛束
縫匠肌
股四頭肌
脛骨前肌
腓骨肌

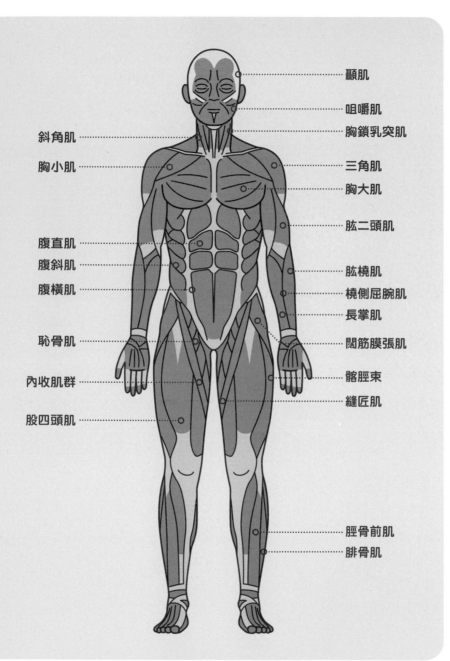

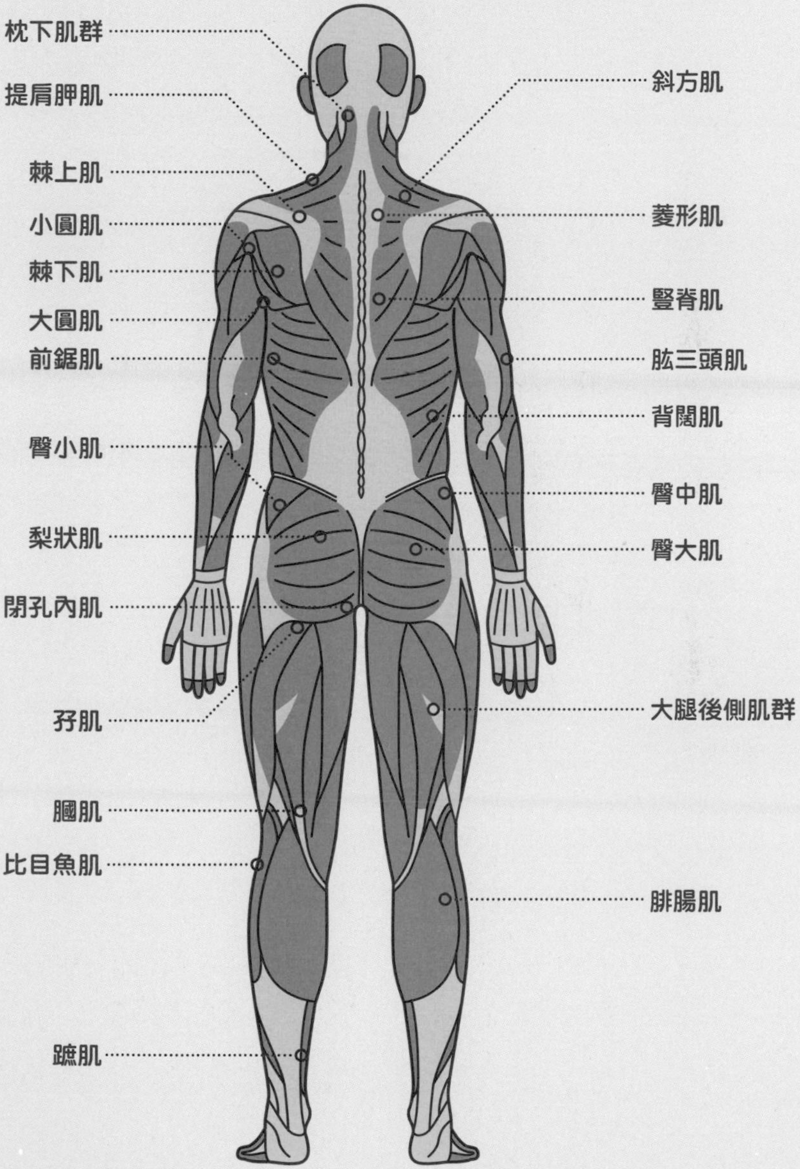
枕下肌群
提肩胛肌
棘上肌
小圓肌
棘下肌
大圓肌
前鋸肌
臀小肌
梨狀肌
閉孔內肌
孖肌
膕肌
比目魚肌
蹠肌
斜方肌
菱形肌
豎脊肌
肱三頭肌
背闊肌
臀中肌
臀大肌
大腿後側肌群
腓腸肌

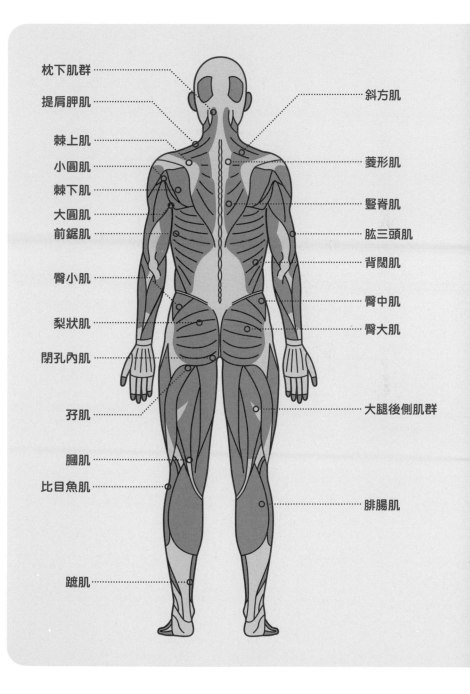

骨骼的名稱

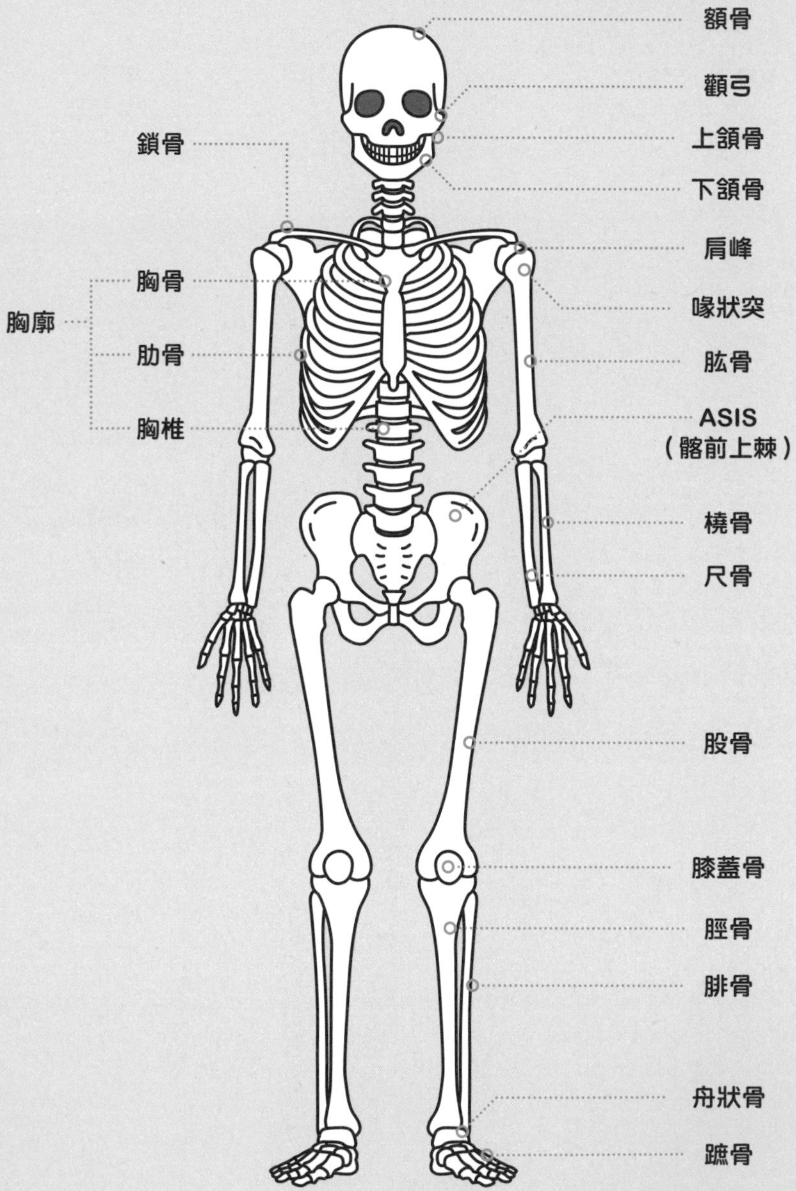
額骨
顴弓
上頜骨
下頜骨
鎖骨
肩峰
胸骨
喙狀突
胸廓
肋骨
肱骨
胸椎
ASIS
（髂前上棘）
橈骨
尺骨
股骨
膝蓋骨
脛骨
腓骨
舟狀骨
蹠骨

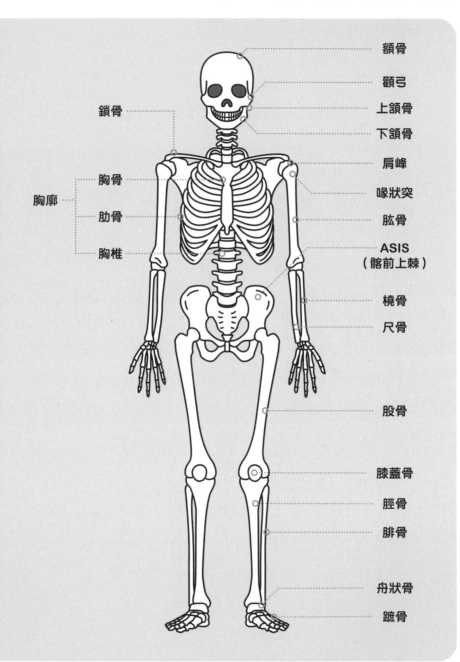

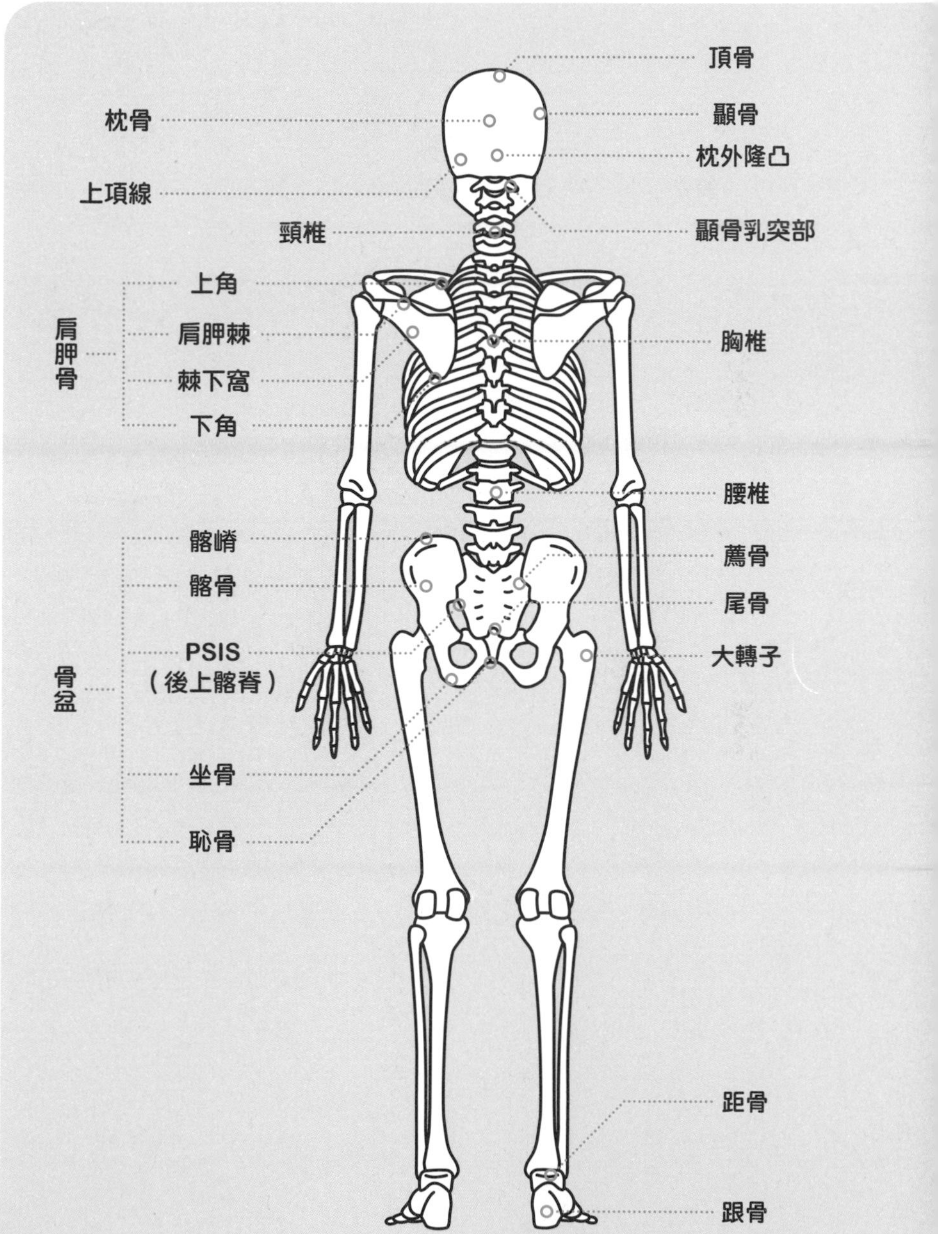
頂骨
枕骨
顳骨
枕外隆凸
上項線
顳骨乳突部
頸椎
肩胛骨
上角
肩胛棘
棘下窩
下角
胸椎
腰椎
骨盆
髂嵴
髂骨
PSIS
（後上髂脊）
坐骨
恥骨
薦骨
尾骨
大轉子
距骨
跟骨

本書的構成

本書的目的

在此向各位介紹本書的整體構成。在「使用」本書前，請先閱讀本書的「按摩使用說明」吧。

本書最大的目的，便是要讓各位「自力改善僵硬與疼痛」。主要分為以下前、後2大部分。

①按摩僵硬與疼痛部位

②透過伸展與運動，學習讓僵硬與疼痛不再復發的姿勢

本書的優異之處為不只教授按摩、舒緩僵硬與痠痛的方法，也同時教導從根本改變造成僵硬與疼痛的姿勢，因此更能從根本改善、避免惡化可能。

第15頁的插圖，將會指引各位讀者實施按摩的動作。

①從橘色區塊找出所煩惱的症狀

②翻到對應頁數，執行該頁對應的按摩緩和不適症狀

③回到插圖頁面，找出橘色部分的部位對應的藍色區塊（改善不良姿勢的伸展及運動），並翻到該頁執行動作伸展

實施所有動作將花費許多時間與力氣，因此請優先選擇自己感到不適的部位，並在不勉強的狀況下實施。

只要照①～③的順序做，除了能改善當下的不適，還有機會能達到預防效果！

各章概要與關聯性

接下來將說明各章概要與各章之間的關聯性。

例 為肩膀僵硬及疼痛所苦時

1 實施P46～所記載的肩膀僵硬、疼痛相關內容。

2 肩膀僵硬及疼痛的區塊，可以對應到「圓肩」和「圓背、駝背」的藍色區塊。因此請實施「P90～圓肩保健」和「P100～圓背、駝背保健」的動作。

3 確認第4章（橘色頁面）中所記載的生活習慣，若有符合的情形，則加以改善。

第1章（綠色頁數）

第①～③節：舒緩僵硬及疼痛的必備基礎知識。

就讓我們先從了解僵硬及疼痛開始吧！

第④節：成為按摩達人必須知道的「5大原則」。

若在一知半解的情況下實施，將導致效果減半。

這5大原則為本書的精華，請務必詳讀！

第2章（淺藍色頁數）

將一一說明如何按摩僵硬及疼痛的部位。

頸部保健：4種　肩膀保健：3種

肩胛骨保健：3種　手臂保健：3種

背部與腰保健：2種　臀部保健：2種

腿部保健：3種

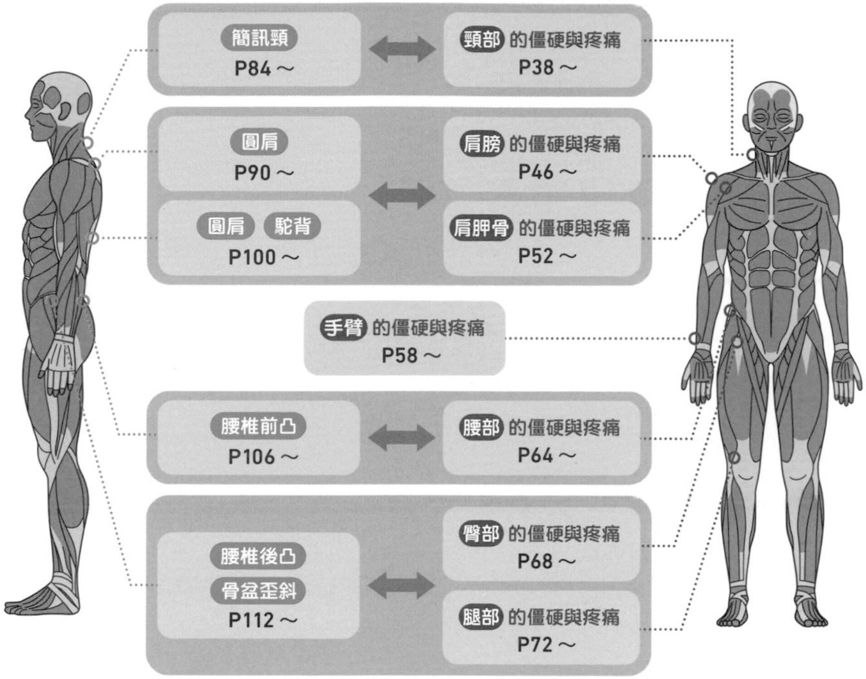

第3章（深藍色頁數）

依部位介紹能改善不良姿勢的伸展及運動。

簡訊頸：3種　圓肩：5種
圓背：3種　腰椎前凸：3種
骨盆歪斜：4種

第4章（橘色頁數）

此章節解說易引起僵硬及疼痛的生活習慣。習慣與保健一樣重要，改善習慣，便能打造不易發生僵硬及疼痛的身體。請將這些習慣融入日常生活中，並跟著實施吧！

CHAP. 1

僵硬和疼痛的原因
與按摩的5大原則

Section 1

自力改善僵硬與疼痛

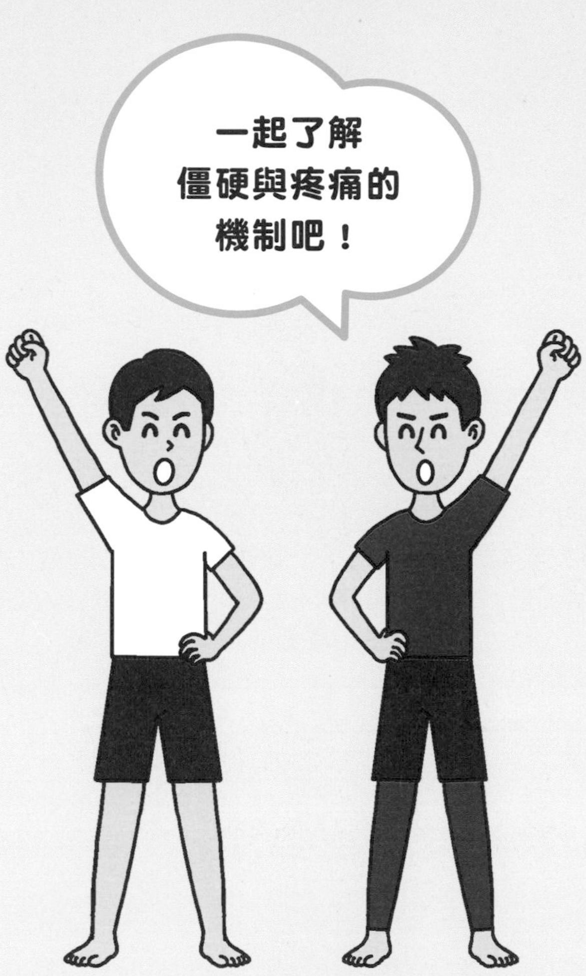
一起了解
僵硬與疼痛的
機制吧！

「按摩時感到通體舒暢，應該代表有益身體吧！」許多人對此深信不疑，因此持續投注時間及金錢在按摩店上，但僵硬與疼痛的狀況卻遲遲無法獲得改善。你是否也有相同的困擾呢？

只要了解本書中所寫的「5大原則」，便能靠自己改善僵硬與疼痛狀況。

接下來，就讓我來傳授其中的奧妙吧！

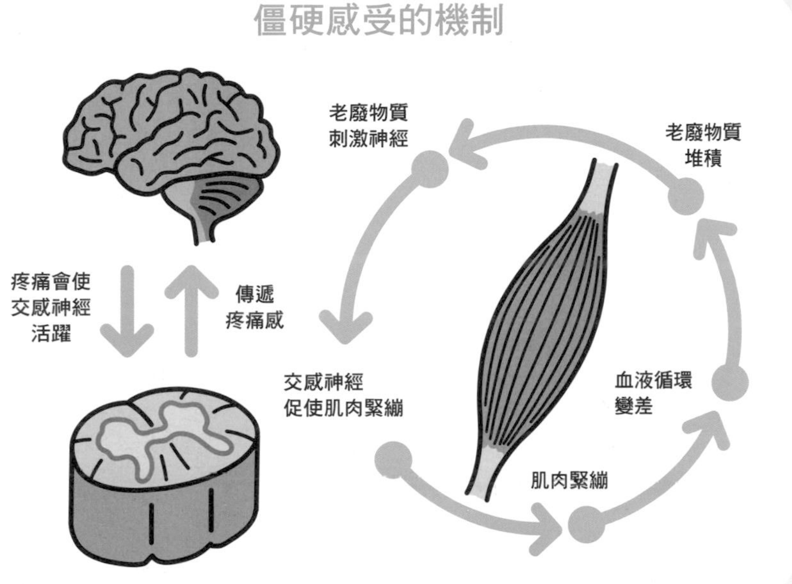

出處：「首＆肩甲骨＆骨盤」Tarzan. 2017年2月9日發行 P75

了解「僵硬與疼痛」的機制

知己知彼，百戰百勝。就讓我們從了解「僵硬與疼痛的機制」開始吧！

我們的僵硬感覺其實出自於肌肉。當肌肉緊繃、血液循環變差，肌肉運作時所產生的老廢物質就不會隨著血液循環代謝，而會囤積在肌肉之中。**這些囤積的老廢物質會刺激肩膀等部位的微小神經（末梢神經），並將這些資訊傳遞至大腦，使我們感覺到「僵硬及疼痛」。**

不只如此，疼痛的刺激將使交感神經緊繃，並讓血管緊縮。進而使運送營養至肌肉的管道，以及排出老廢物質的管道發生堵塞。若血管內的老廢物質難以排出，**會使我們持續感受慢性疼痛及僵硬。**

末梢神經與交感神經是什麼？

簡單來說，自脊椎延伸出的神經就稱為「末梢神經」。

以河川來比喻的話，主流是中樞神經，自主流分出的支流則是末梢神經。**末梢神經會傳遞動作與感覺的相關資訊**。而自律神經也屬於末梢神經系統。並細分為讓身體處於活動狀態的「交感神經」，以及讓身體處於休息、復原狀態的「副交感神經」。交感神經與副交感神經就像油門與煞車，依據身體狀況某方會處於優位控制身體動作。

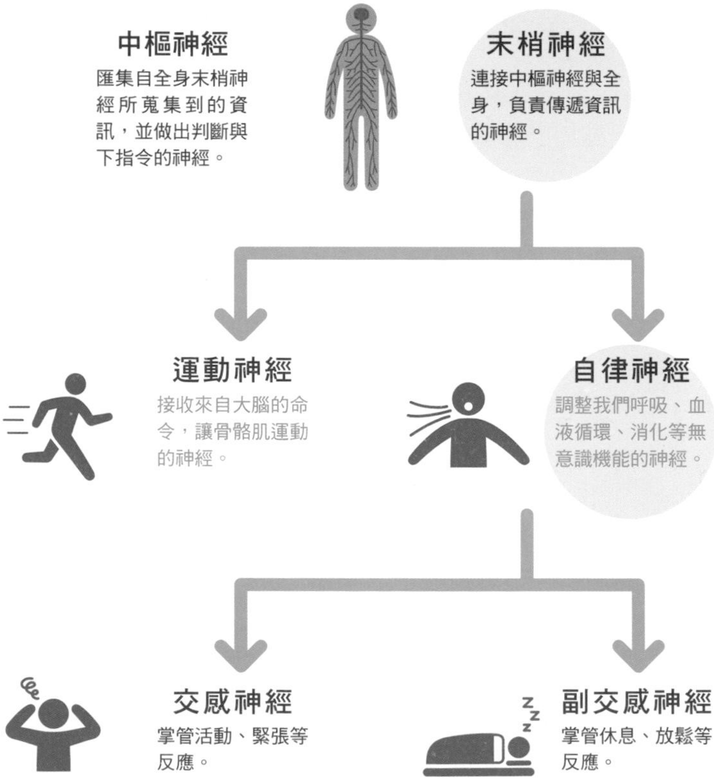
中樞神經
匯集自全身末梢神經所蒐集到的資訊，並做出判斷與下指令的神經。
末梢神經
連接中樞神經與全身，負責傳遞資訊的神經。
運動神經
接收來自大腦的命令，讓骨骼肌運動的神經。
自律神經
調整我們呼吸、血液循環、消化等無意識機能的神經。
交感神經
掌管活動、緊張等反應。
z
z
z
副交感神經
掌管休息、放鬆等反應。

出處：「神經」中外製藥 HP　https://www.chugai-pharm.co.jp/ptn/medicine/karada/karada022.html

減緩僵硬與疼痛的條件

1
肌肉處於柔軟放鬆狀態

2
改善血液循環，以排除老廢物質

3
副交感神經處於優位
（交感神經未受到過度刺激）

未達成這3個條件，
就難以脫離慢性僵硬與疼痛！

小叮嚀

除了日常活動和運動之外，在感受到「疼痛」、「精神緊張等因素造成的壓力」、「寒冷」時，交感神經也容易處於優位。

Section 2

僵硬與疼痛的真相

──3個關鍵目標

大家是否已經明白發生疼痛和僵硬的機制了呢？

接下來，就讓我們一起了解僵硬與疼痛到底源自於哪裡吧！明白這一點，便能找出解決的線索。接下來，我將以滑手機時的照片來解說。

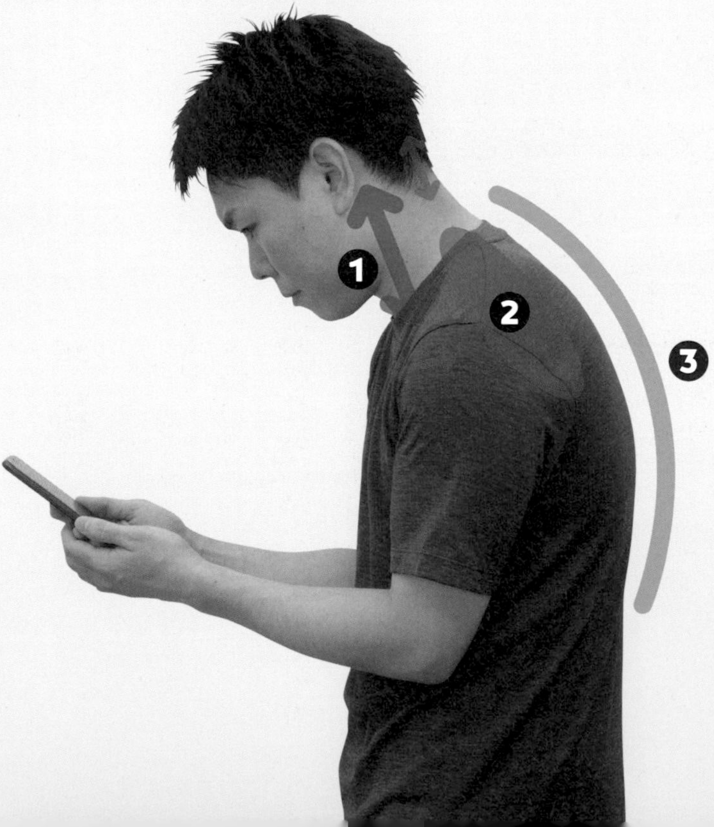

目標有3個。

❶過勞的緊繃肌

第1個目標，是橘色箭頭標示的部分。**當同一塊肌肉使用過度時，就會使肌肉產生僵硬及疼痛問題。**接下來我將以日常生活中常出現的動作來解釋。

假設我們已專注於打電動超過數個小時。此時為了保持聚焦，**我們的頭部前側與後腦勺的肌肉會持續出力。**（插圖中標示①的粉紅箭頭：胸鎖乳突肌、枕下肌）當此處肌肉使用過度，就會產生前述的負面循環，進而出現「疼痛與僵硬」。

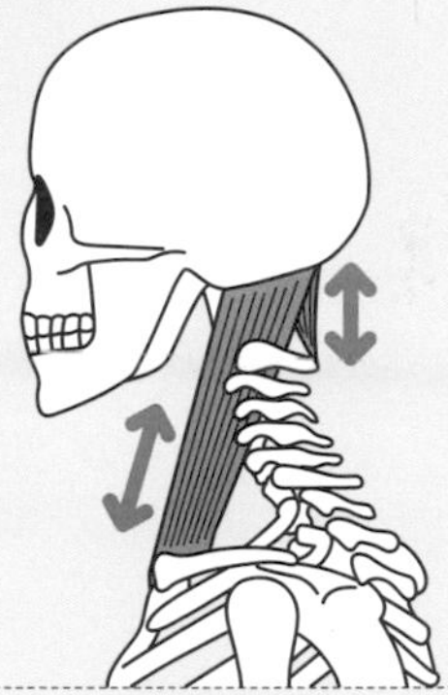

❷總處於伸展狀態的勤勞肌

第2個目標，在於標示②的「總處於伸展狀態的勤勞肌」。此處發生僵硬與疼痛的機制與①不同。當過度使用目標①胸鎖乳突肌時，將導致肌肉縮短、變硬。也會使頭、頭部前傾超過「肩膀」。

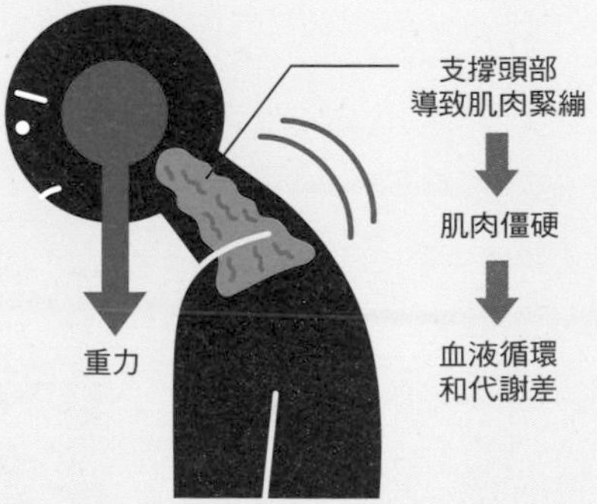

出處：《身體疼痛地圖全書》石垣英俊，方言文化，2018年，P18

頭部的重量為體重的10%（60公斤的人，頭部重量即為6公斤）。那當頭部不斷往前傾時，會造成什麼結果呢？**為避免沈重的頭部向前傾倒，肌肉必須出力支**

撐。由於頸部根部為肌肉起點，這些重量會全部壓在脖子後方的肌肉上（②的區塊）。而這塊肌肉會**在伸展的狀態下持續出力**，因此會造成僵硬與疼痛也在所難免。

❸駝背等不良姿勢

第3個目標是**「駝背等不良姿勢」**。雖然並非肌肉問題，但仍必須處理。

處理①、②所列舉出的肌肉狀況便能大幅改善僵硬與疼痛的症狀，但只是暫時的改善，若連沒打電動的時候，身體也持續維持彎曲姿勢又會如何

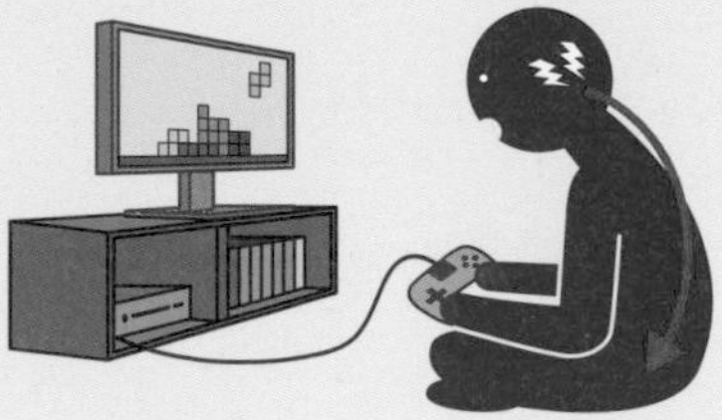

呢？日常生活中仍使肌肉處於①與②的狀態，正是引起「慢性僵硬和疼痛」的主要原因。

小叮嚀

必須刻意讓「身體前側的肌肉」保持柔軟狀態。

是否曾因感到肩膀僵硬，而不斷按摩肩膀後方呢？其實這是NG行為！我們在使用電腦和手機時，都是放在身體前方操作。因此打造健康身體的第1步，便是多注意肩頸、胸部等「前側」肌肉。

Section 3

容易造成僵硬與疼痛的部位

病灶不只來自疼痛的部位？

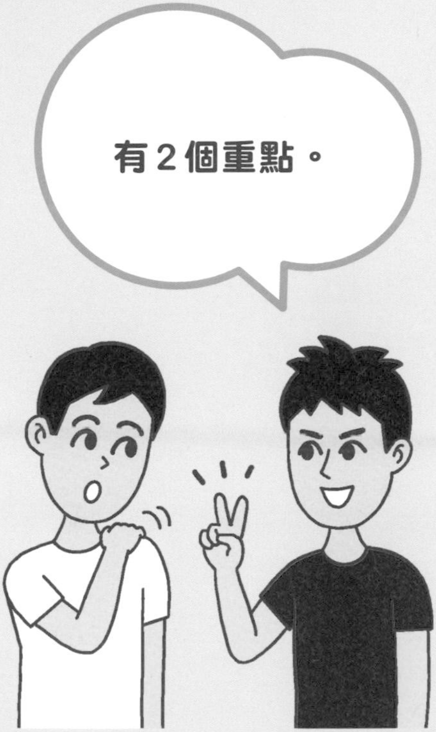

接下來，我將介紹令人意想不到，但十分容易出現僵硬與疼痛的部位。會說「我已經按摩了，但完全沒好轉……」的人，恐怕幾乎都缺乏這方面的知識。雖然第2節提及的部位是發生僵硬及疼痛的主要成因，但其實還有另外2個容易發生僵硬與疼痛的部位。

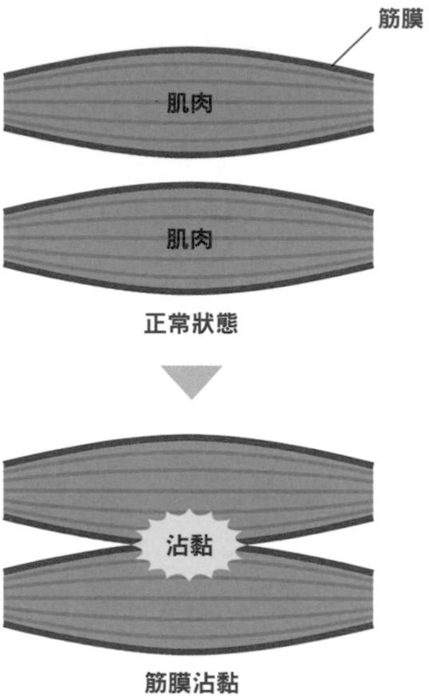

出處：「筋膜リリースとは？」根據MADURO HP所製作
https://maduro-online.jp/news/6048

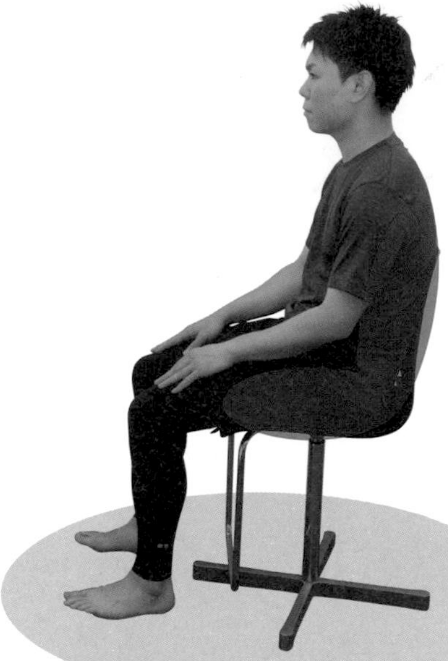

第1為「持續受到壓迫的部位」

現代人的生活，**一天約有60％的時間都坐著**，換算下來約為14小時。而根據坐姿不同，可能刺激到**「臀部」、「大腿內側」、「腰部」等不同的部位。**

受到長期壓迫刺激的部位，其筋膜（包裹肌肉的膜）也會受到壓迫。導致筋膜中本應清澈的基質變得混濁，降低筋膜的滑動性。此外，筋膜上的血管、神經、淋巴管等部份也會因受到壓迫，而發生循環障礙。如此一來，就會開啟血液循環不良所產生的負面循環，發生「僵硬及痠痛」。

第2為「肌肉壓迫到神經」

大家應該聽過椎間盤吧？椎間盤問題將導致神經遭到

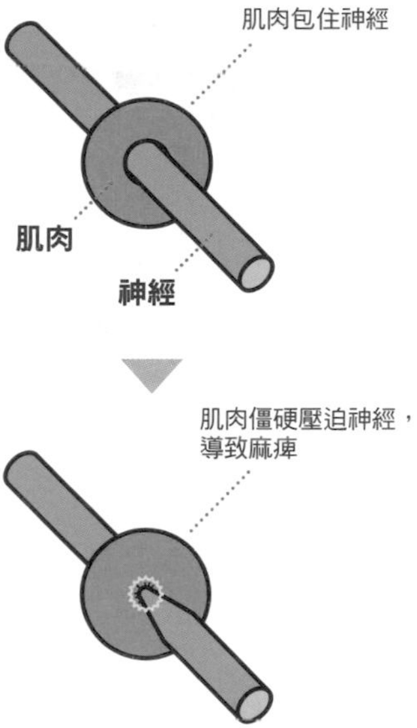
肌肉包住神經
肌肉
神經
肌肉僵硬壓迫神經，
導致麻痺

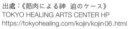

出處：《筋肉による神 迫のケース》
TOKYO HEALING ARTS CENTER HP
https://tokyohealing.com/kojin/kojin06.html

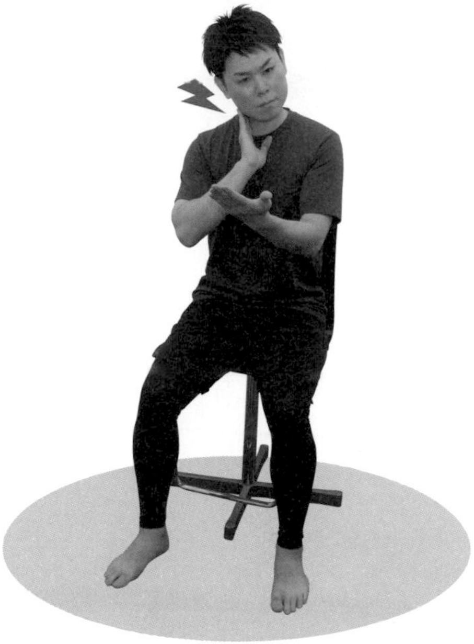

壓迫，使該區塊疼痛及麻痺。其實神經問題不只會出現在脊椎附近。**部分「肌肉」僵硬也可能引發神經問題。**

前面曾說明過，神經遍佈人類的身體。以河川來比喻，位於身體中心的脊髓為「主流」；末梢神經則為自主流分出的「支流」。而支流又會再分出許多支流，形成小小河川，遍佈全身。但若主流與支流分支處，出現了1塊巨大的岩石，堵塞河川，會發生什麼事呢？河水將無法流經原本應流至的地方。神經也是如此。當上游的神經出現問題，下游區域的神經也會出現問題。是否有長時間跪坐姿，導致腳麻的經驗呢？這就是神經遭到壓迫（周圍神經困陷性病變）的典型例子。

Section 4

掌握這點，誰都能成為達人！

「按摩的5大原則」

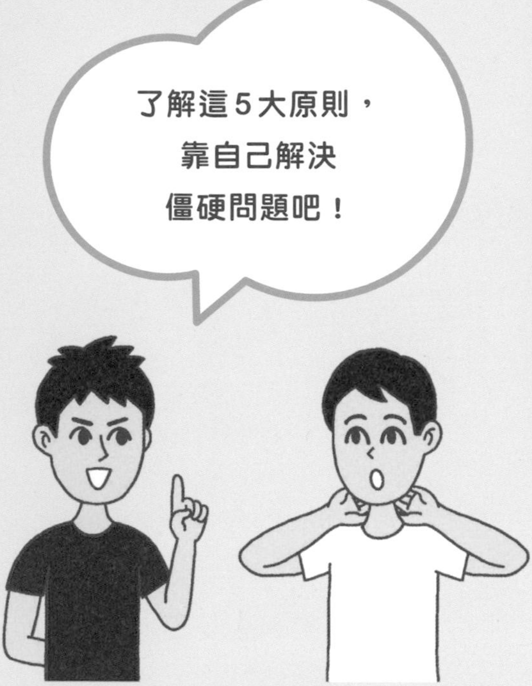
了解這5大原則，
靠自己解決
僵硬問題吧！

為了成為僵硬舒緩達人，接下來我將介紹幾個必須先掌握的原則！只要按照這5大原則按摩，勢必能大幅改善肌肉的狀態。

首先從頸部後方的肌肉開始一起活動身體，感受自己肌肉的變化吧！

前面說明了「僵硬及疼痛」的機制及應對方式。

接下來，我將說明**能紓解疼痛與僵硬，以及軟化肌肉的「按摩方式」。**

單純按摩肌肉，只能達到50分的效果。其實肌肉在特定狀況下會變得「僵硬緊繃」，或「舒緩、柔軟」。若在不了解的情況下就在肌肉僵硬的狀態下按摩，便難以達到舒緩效果。接下來將告訴大家的方法，是能讓按摩效果提升好幾十倍的**「魔法5原則」**。只要掌握這5大原則，就能靠自己舒緩僵硬的肌肉，請務必參考看看。

按摩的5大原則

原則 1 將遠離身體的部位往身體中心靠攏

原則 2 使用肌肉僵硬側對側肌肉

原則 3 讓肌肉的頭尾相互靠近

原則 4 除去重力（利用檯面）

原則 5 放鬆身心

原則 1 將遠離身體的部位往身體中心靠攏

首先以頸部為例，關鍵在於「耳朵與肩膀的相對位置」。

雖然理論也十分重要，但一開始只要先了解**肩膀與耳朵的垂直距離越遠，就會越僵硬**即可。也就是說**頭位於肩膀的正上方，較容易按摩僵硬的肌肉。**

請試著實施照片上的動作，比較看看使肌肉僵硬的姿勢、使肌肉放鬆的姿勢的差別。

圖1中為了支撐頭部重量，頸部後方的肌肉變得緊繃，使肌肉變得僵硬。

圖2中肩膀與耳朵的垂直距離較近，能使肌肉變得柔軟。

一起確認看看吧！

小叮嚀
當頭部位於肩膀的正上方，就不需出太多力！

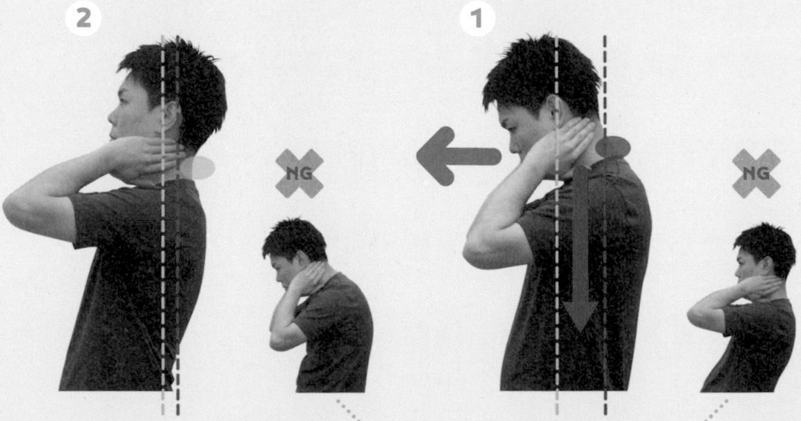

肩膀與身體的位置基本上不會改變

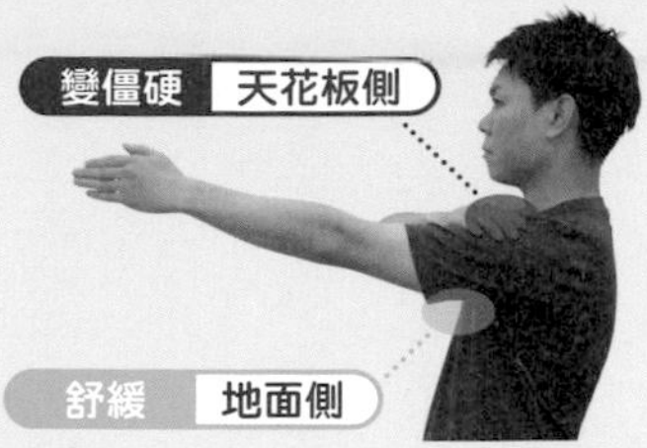

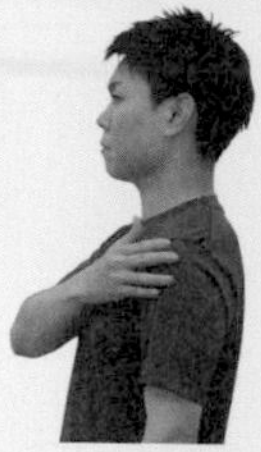

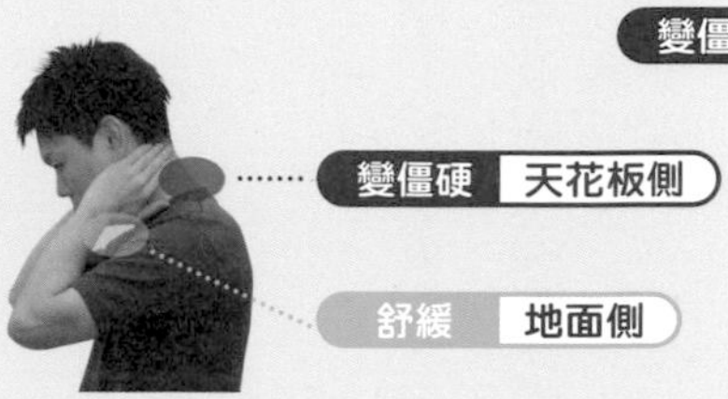

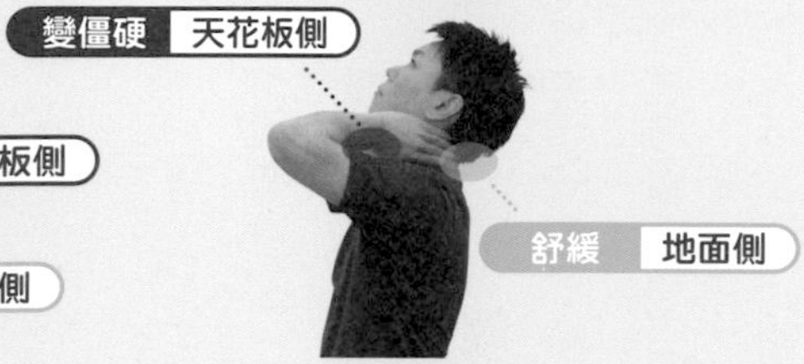

原則 2 使用肌肉僵硬側對側肌肉

此處將利用**「觸手運動的機制」**來說明。簡單來說，「觸手」指的是昆蟲及章魚等生物「能夠伸縮、彎曲的絲狀或線狀突起物」。以人類來說，就是「與身體連接的頭和手腳」。而在這裡我將以觸手運動來比喻我們在空間中移動的動作。

觸手運動有一個規則和機制。假設我們「將手臂舉至身體前方時，面向天花板側的肌肉會用力，面向地面側的肌肉則會放鬆」。請各位試著將手臂舉至胸前。

此時若觸碰面向天花板側的手臂與肩膀肌肉，會發現肌肉變硬；而觸碰上臂面向地面的那側，則會發現肌肉較為柔軟。也就是說**若在望向地板的狀態下試著舒緩頸部後方，肌肉仍會處於僵硬狀態。**若希望有效舒緩頸部後方僵硬，**應望向天花板，刻意讓頸部前側肌肉出力，放鬆變柔軟的後側肌肉。**

原則3 讓肌肉的頭尾端相互靠近

當刻意使肌肉的頭尾互相靠近時，勢必會使肌肉縮短、變硬。但在沒出力的狀態下（彎曲手肘不出力），肌肉會變得柔軟（反之，當伸展時，就會如橡皮筋拉緊的狀態，變得僵硬）。也就是說，在按摩時必須「讓肌肉的頭尾端相互靠近，且不出力」。

原則4 除去重力（利用檯面）

一隻手臂的重量約佔體重的8%。當體重為60公斤時，手臂則為4.8公斤，等於肩膀必須負重將近5公斤——周圍必須支撐手臂的重量，也難怪肩膀周圍的肌肉會變得僵硬。

那當我們將手臂放在檯面上時，會是什麼狀況呢？等於檯

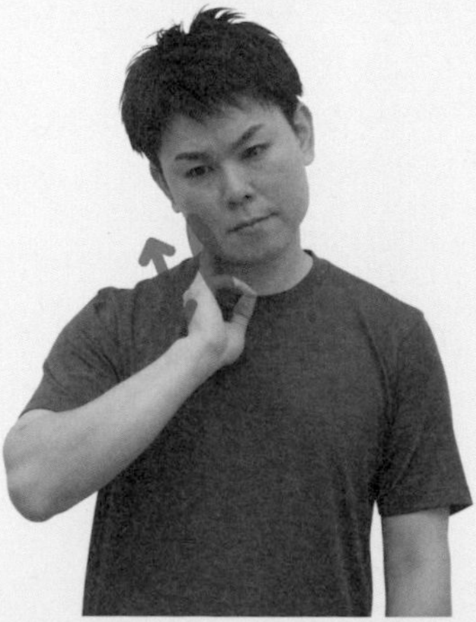

原則5 放鬆

前面提過，人類擁有一套自律神經系統。

而自律神經分為掌管身體活動模式的「交感神經」，以及掌管休息、恢

面會幫我們支撐約莫5公斤的重量，肩膀周圍的肌肉就不用出力了。利用支撐物，能有效減輕手臂重量對肩膀周圍所造成的負荷。

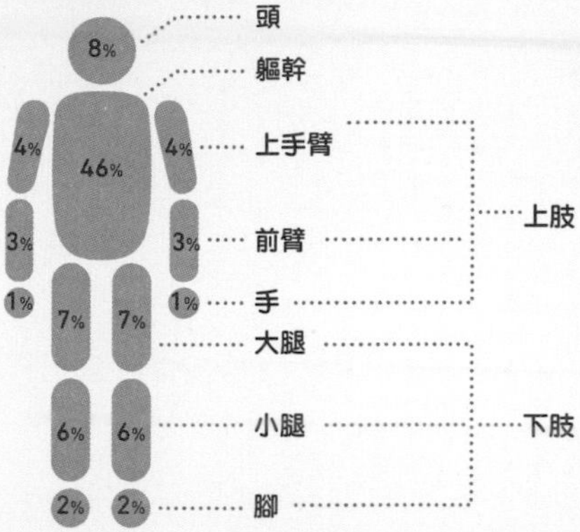

出處：「人体のマス の重量比」わくわく直 堂HP
https://waku2chokkan.com/websem18-counterweight

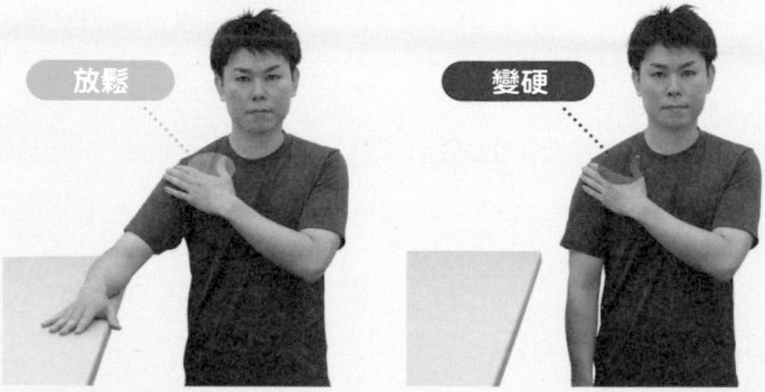

復模式的「副交感神經」。而它們又分別具有「油門」和「煞車」的作用。依據身體狀況，其中一方會處於優位，控制身體的所有活動。也就是說，當我們在按摩肌肉時，若精神處於穩定、放鬆的狀態下，將能提升舒緩的效果。具體來說，「在安靜的地方進行」、「閉著眼睛、阻絕光線」、「一邊深呼吸」更有效果。

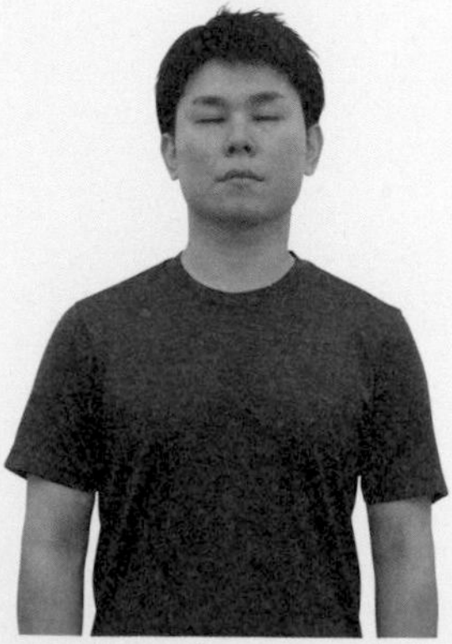

CHAP.
2
實施！舒緩按摩

Section 1

舒緩按摩的具體方法

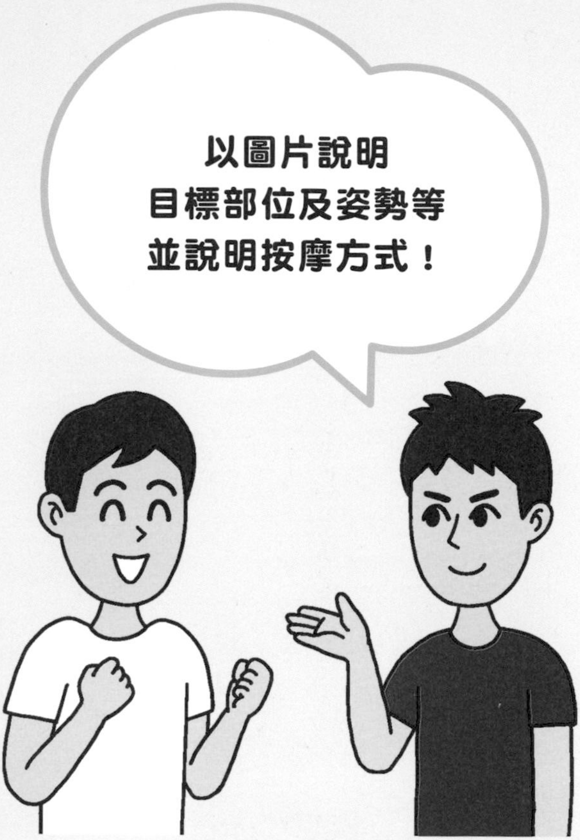
以圖片說明
目標部位及姿勢等
並說明按摩方式！

接下來，將針對容易出現僵硬及疼痛的肌肉，介紹具體的舒緩方法。看著圖片跟著我一起做吧。請從自己感到特別不適的部位開始試著實施。

舒緩按摩的正確流程

例 頸部僵硬的時候

1 依據本書內容，按摩舒緩感到僵硬和疼痛的部位。

2 翻到僵硬、疼痛部位對應的「改善姿勢伸展：簡訊頸」頁面，做伸展和運動。

關於對應方式的流程，請參考P80！

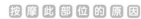

第2章的閱讀方式

按摩姿勢

記載按摩時較容易按摩肌肉的動作與姿勢。

目標

記載按摩時的目標肌肉。

次數及方法

記載實施次數及具體的按摩方式。

手、手指的動作

記載按摩時，手及手指的動作。

小叮嚀

記載注意點與小訣竅。

按摩此部位的原因

說明為何應按摩該部位。

Section 2

枕下肌

擺脫頸部的僵硬與疼痛①

※按摩後，請翻閱改善姿勢的伸展運動「頸部」篇（P84～）。

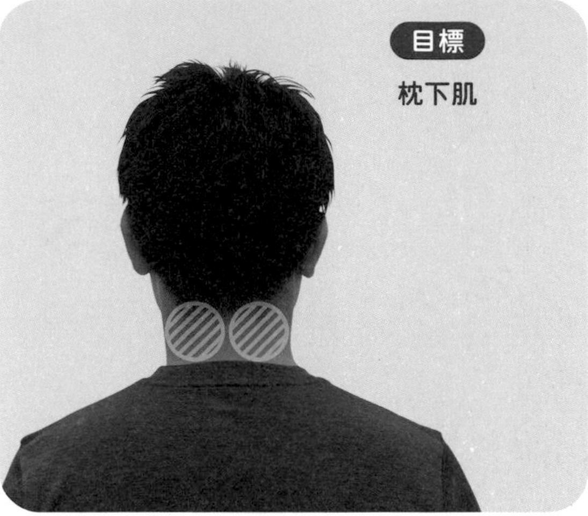

目標

枕下肌

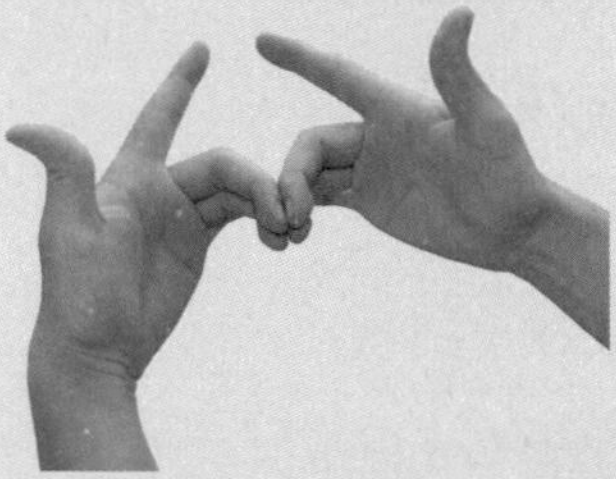

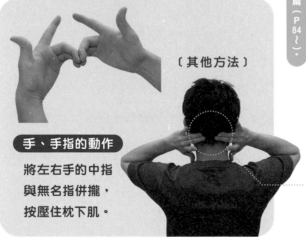

手、手指的動作

將左右手的中指與無名指併攏，按壓住枕下肌。

〔其他方法〕

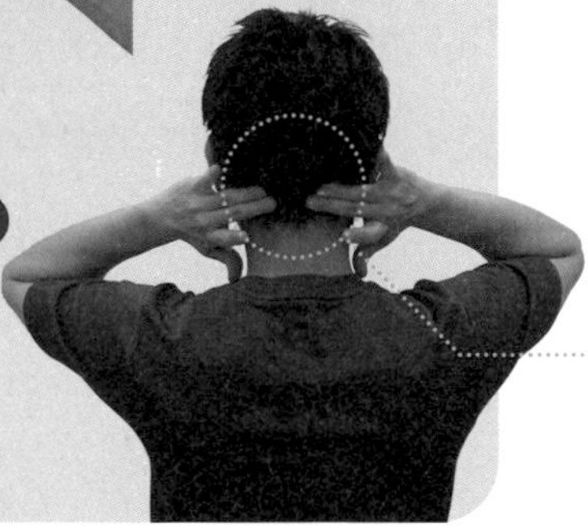

用左右手的中指與無名指，從兩側開始按摩

雖然刺激不大，但操作方式更為簡單。

按摩此部位的原因

控制眼睛活動時會使用到枕下肌，過度使用手機便會容易疲勞。

且由於此處肌肉離神經較近，較容易引起疼痛。

頭部與臉容易向前傾者，更應留意。

按摩姿勢

在頸部不會感到不適的狀態下望向天花板。

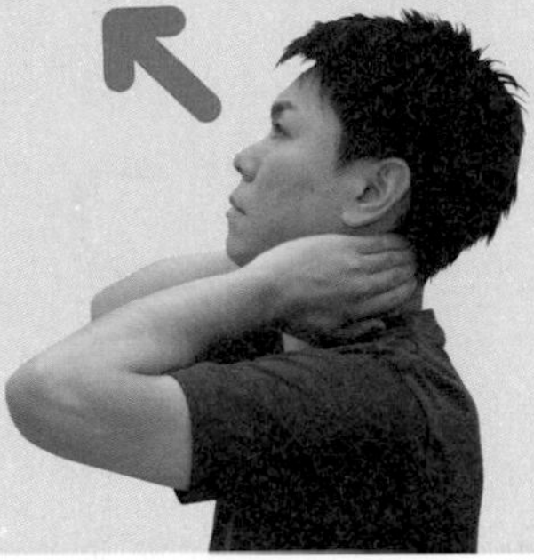

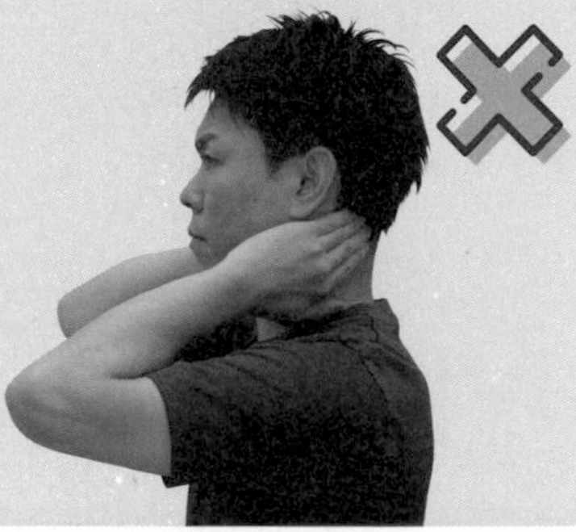

次數與方法

將手指按壓在後腦勺與頸部交界處，並左右滑動約20次。

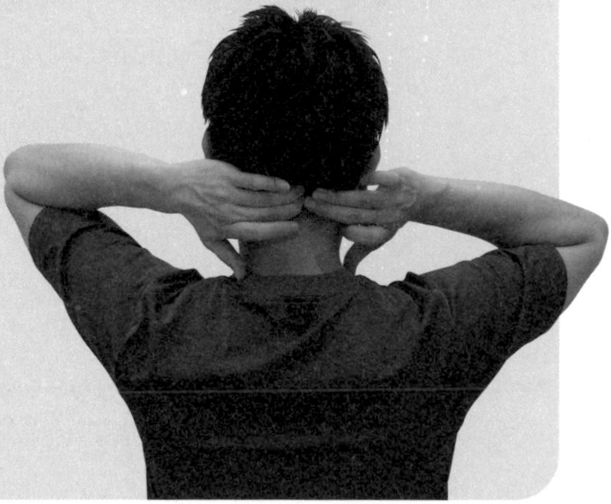

小叮嚀

向上看時務必留意不要讓肩膀與身體的位置跑掉。按摩時應全身放輕鬆，只有手指出力。

Section 3

胸鎖乳突肌

擺脫頸部的僵硬與疼痛②

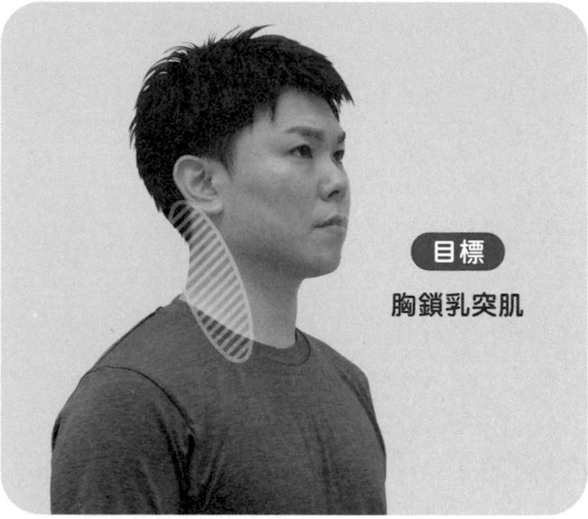

目標

胸鎖乳突肌

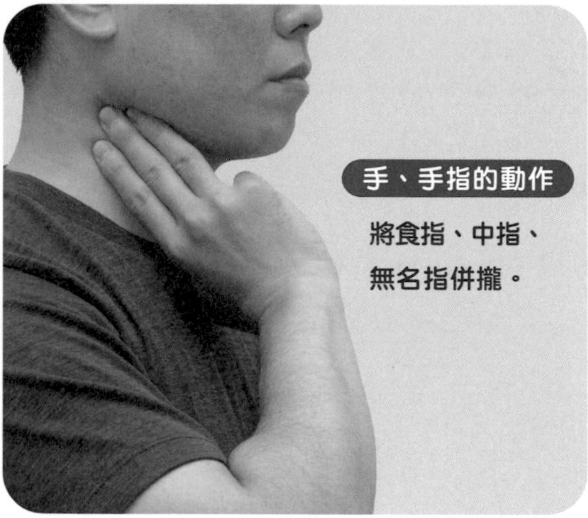

手、手指的動作

將食指、中指、
無名指併攏。

按摩此部位的原因

胸鎖乳突肌密布血管和神經，屬於容易引發頑固肩頸痠痛的肌肉之一。由於長時間低頭使用手機及電腦，除了容易導致胸鎖乳突肌僵硬與疼痛之外，淋巴也容易阻塞。

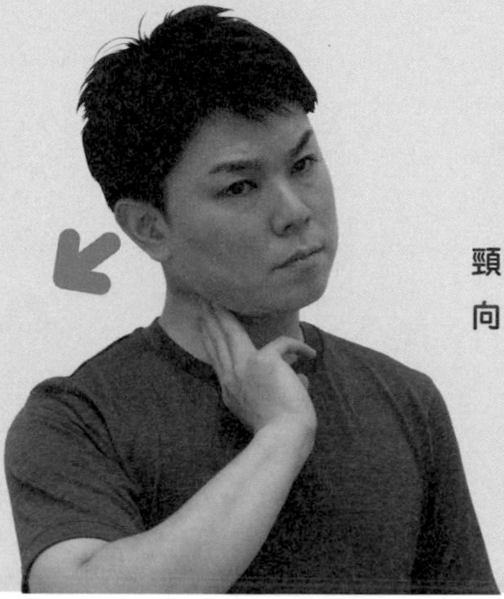

按摩姿勢

頸部朝想按摩的肌肉方向，向下傾斜。

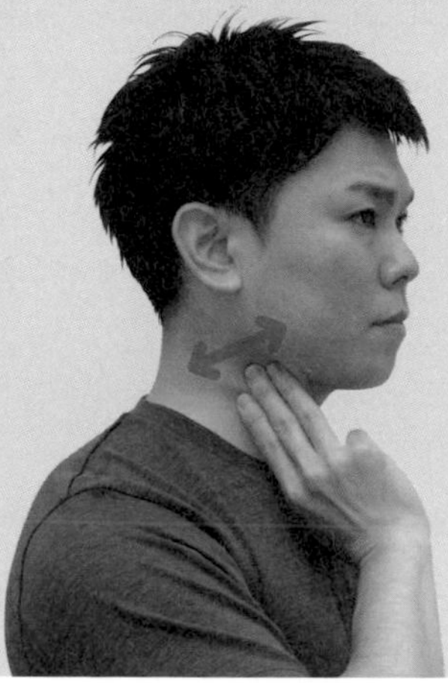

次數與方法

在耳後至頸部前方（鎖骨內側）範圍處，左右滑動約20次。

小叮嚀

在不會覺得疼痛的前提下，按摩整塊區域吧！

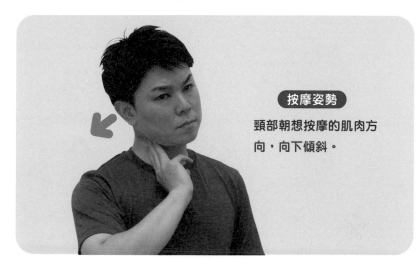

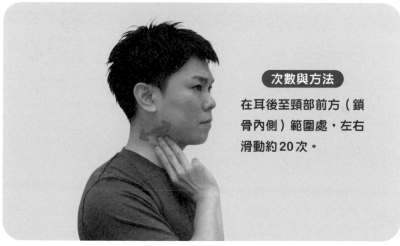

Section 4

上斜方肌

擺脫頸部的僵硬與疼痛③

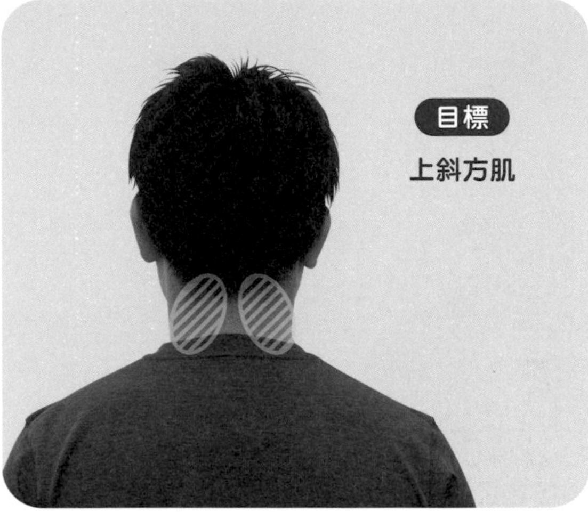

手、手指的動作

①

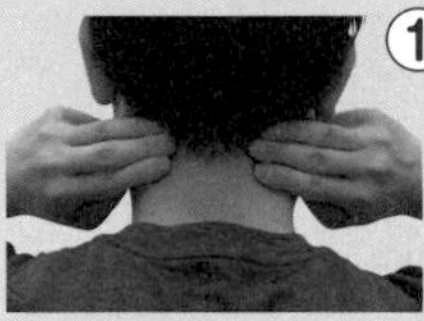

將食指、中指、無名指併攏，並按壓左右兩側。

②

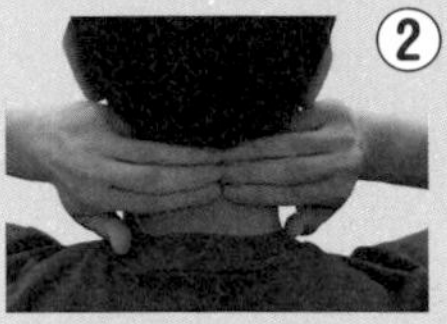

左右手食指、中指、無名指相連，按壓在患部上（按摩效果更高）。
〔其他方法〕

按摩此部位的原因

當頭部向前傾斜時，上斜方肌是承受不少負擔的肌肉之一。

也可說是造成肩膀僵硬的代表性肌肉。由於分佈範圍廣，在做許多動作時都會使用到它。平時肩膀周圍容易出力者更須留意。

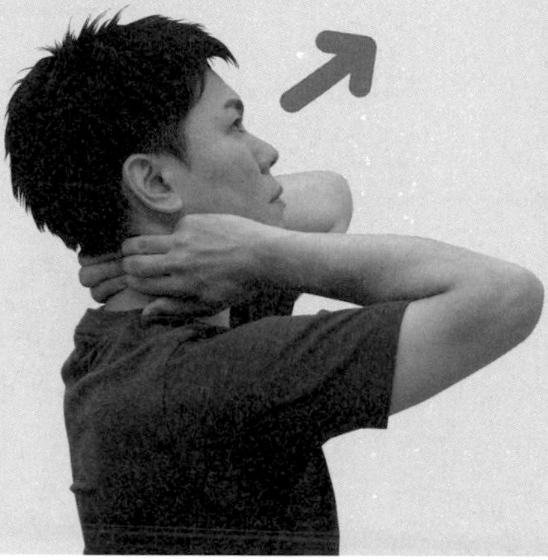

按摩姿勢

在不會不適的狀態下，望向天花板。

次數與方法

手指沿著肌肉纖維按壓頸部兩側，如要撥開筋一般，滑動20次。

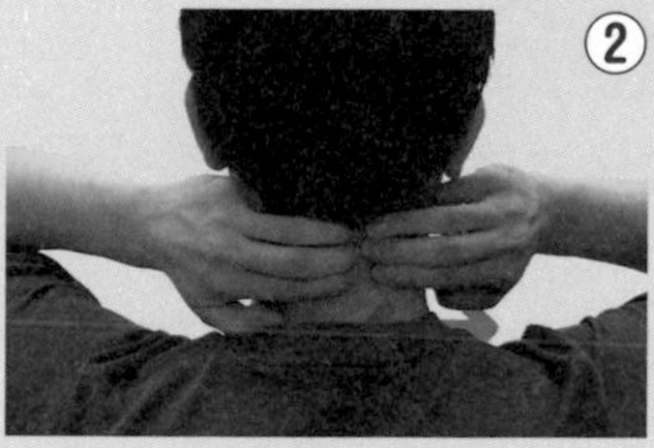

〔其他方法〕

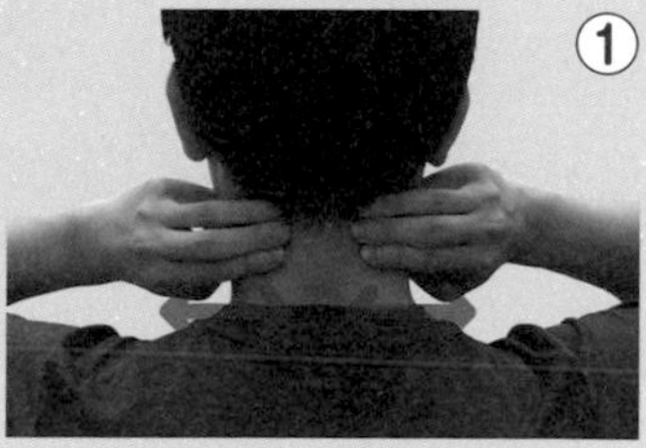

小叮嚀

除了指尖外，注意儘量讓其他部位保持放鬆！

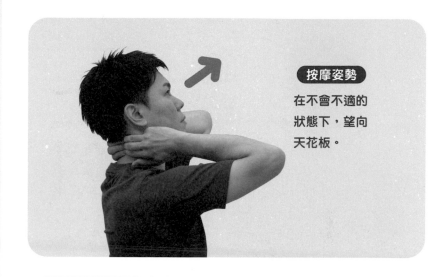

Section 5

夾肌

擺脫頸部的僵硬與疼痛④

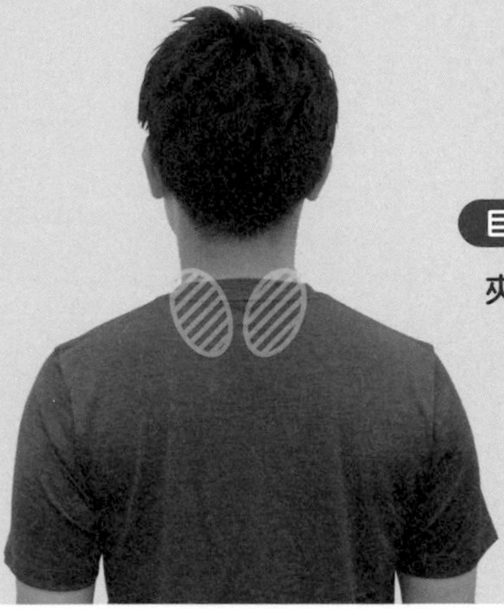

手、手指的動作

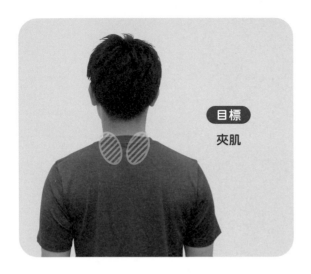

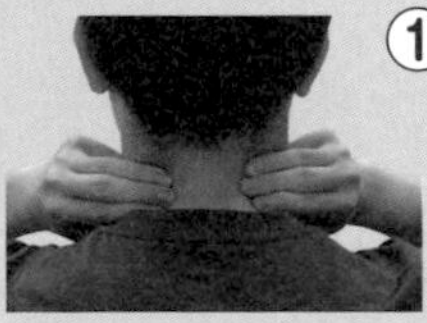

①

食指、中指、無名指併攏，並按壓在左右兩側。

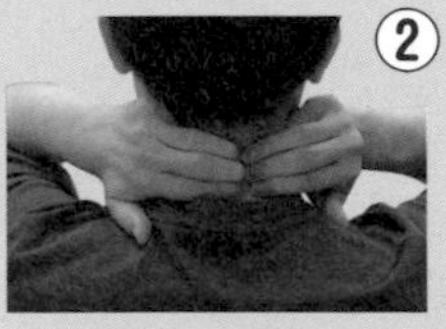

②

左右手食指、中指、無名指相連，按壓在患部上（按摩效果更高）。

〔其他方法〕

按摩此部位的原因

此部位容易與其他頸部肌肉沾黏，引發肌肉僵硬及疼痛。

頭部轉動、回頭時都會用到夾肌，

無法將電腦與螢幕擺在正前方使用的人更要留意。

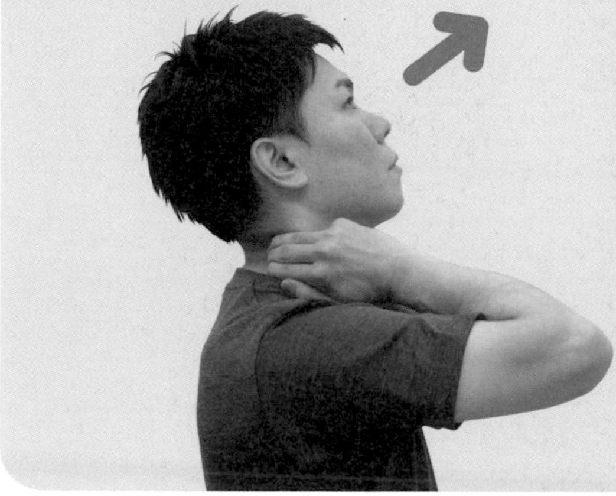

按摩姿勢

在不會不適的狀態下，望向天花板。

次數與方法

手指沿著肌肉纖維按壓頸部兩側，如要撥開筋一般，滑動20次。

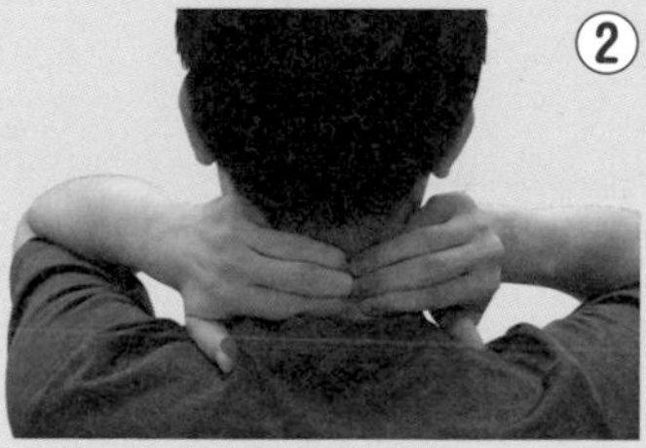

〔其他方法〕

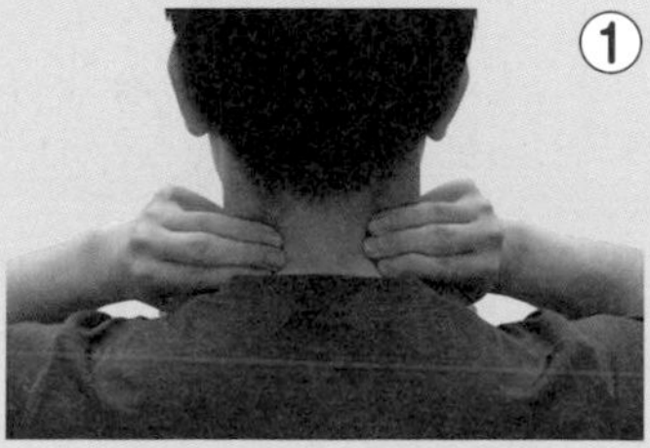

小叮嚀

除了指尖外，注意儘量讓其他部位保持放鬆！

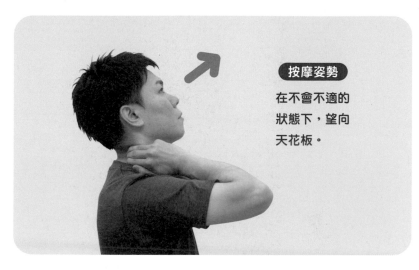

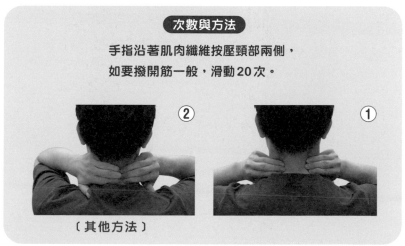

Section 6

中斜方肌

擺脫肩膀的僵硬與疼痛①

※按摩後，請翻閱改善姿勢的伸展運動「肩膀」篇（「圓肩」P90～、「圓背」P100～）。

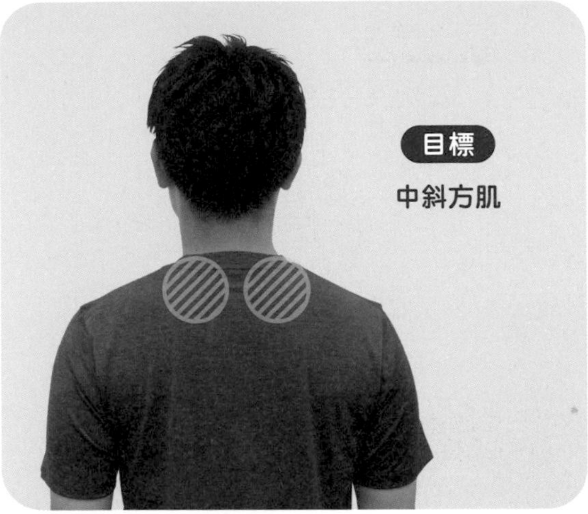
目標
中斜方肌

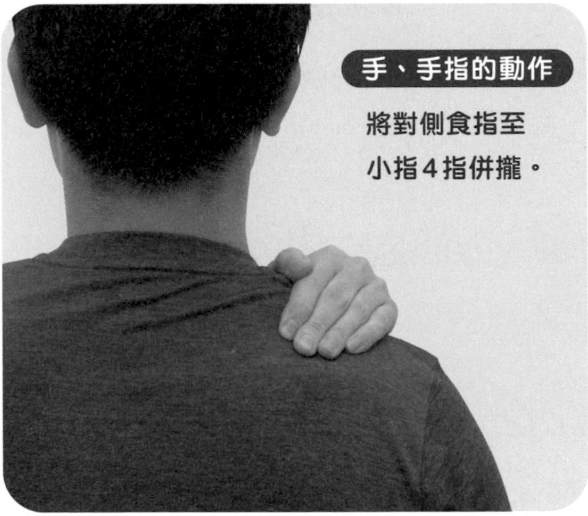
手、手指的動作
將對側食指至
小指4指併攏。

按摩此部位的原因

當頭部向前傾斜時，此部位是承受不少負擔的肌肉之一，

也可說是造成肩膀僵硬的代表性肌肉。

容易受頭部、手臂等兩側動作影響而僵硬。

按摩姿勢

將手與手臂放在檯面上，將頭部倒向患部側並放鬆。

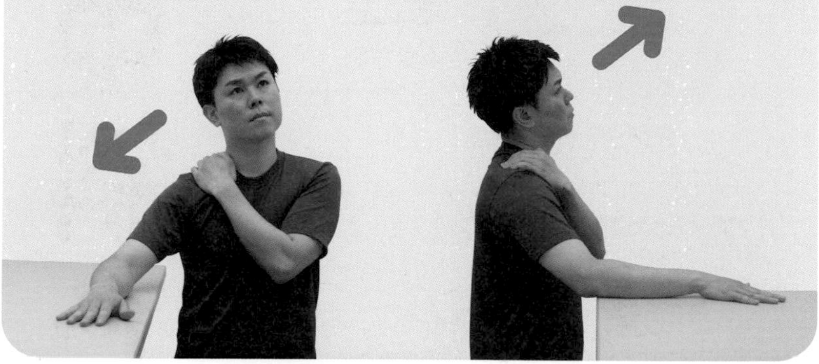

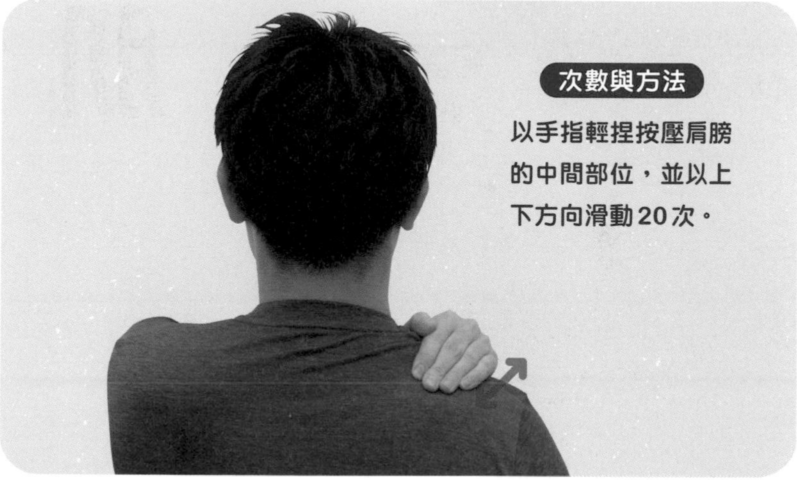

次數與方法

以手指輕捏按壓肩膀的中間部位，並以上下方向滑動20次。

小叮嚀

不只以指尖按壓，而是以整個手指部分加壓！

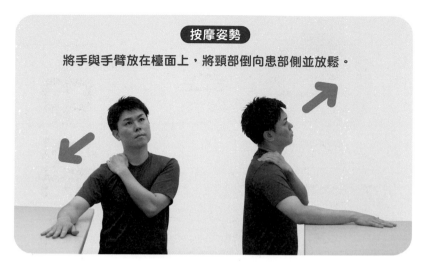

Section 7

提肩胛肌

擺脫肩膀的僵硬與疼痛②

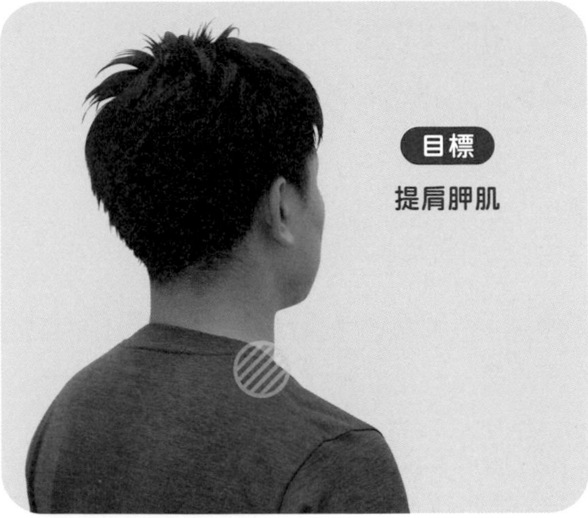
目標
提肩胛肌

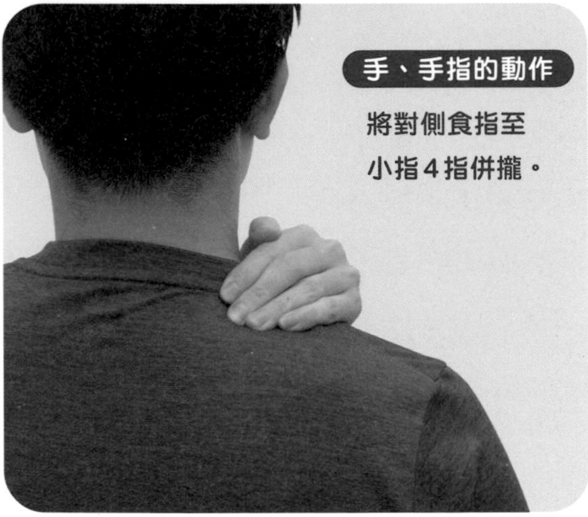
手、手指的動作
將對側食指至
小指4指併攏。

按摩此部位的原因

與斜方肌同為引起肩膀僵硬的代表肌肉之一。
由於分佈在部分肩胛骨至頸椎旁，頭越向前傾，越容易緊繃，
也越容易感到僵硬與疼痛。

按摩姿勢

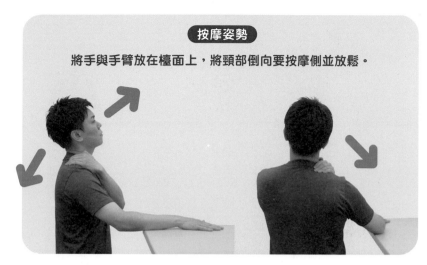

將手與手臂放在檯面上，將頭部倒向要按摩側並放鬆。

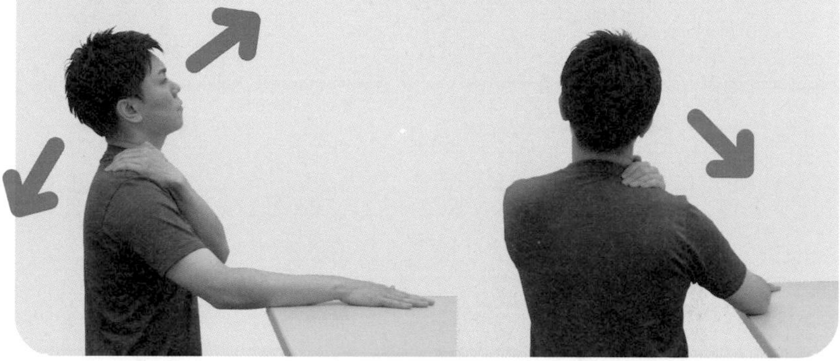

次數與方法

以輕捏的方式以手指按壓，並以上下方向滑動20次。

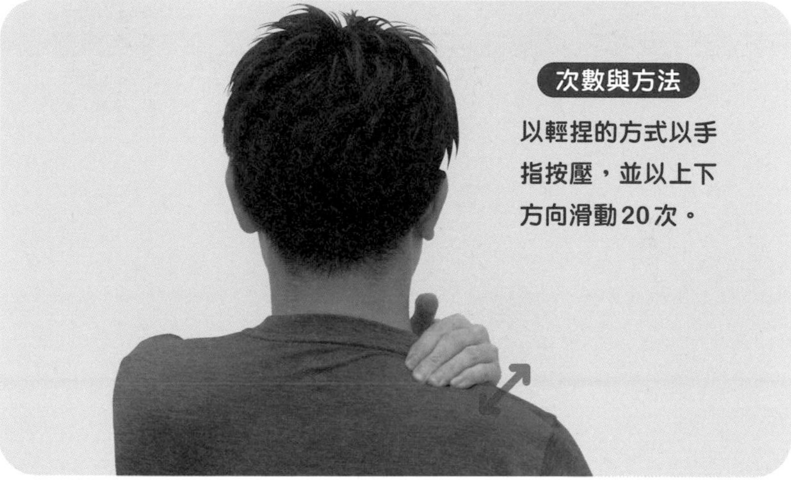

小叮嚀

視線望向斜前方，以免頸部向前傾倒。

Section 8

小圓肌

擺脫肩膀的僵硬與疼痛③

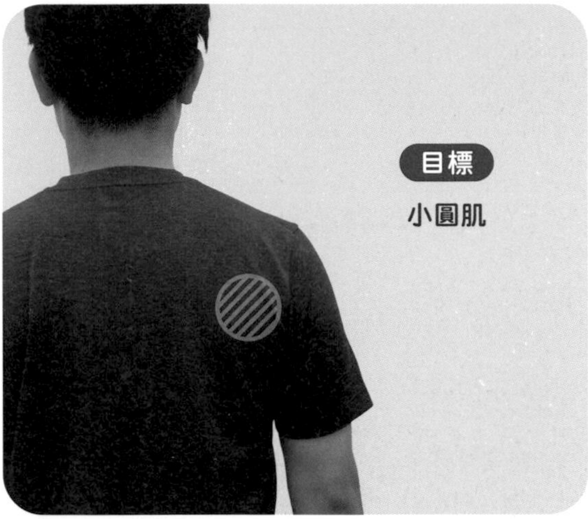

目標

小圓肌

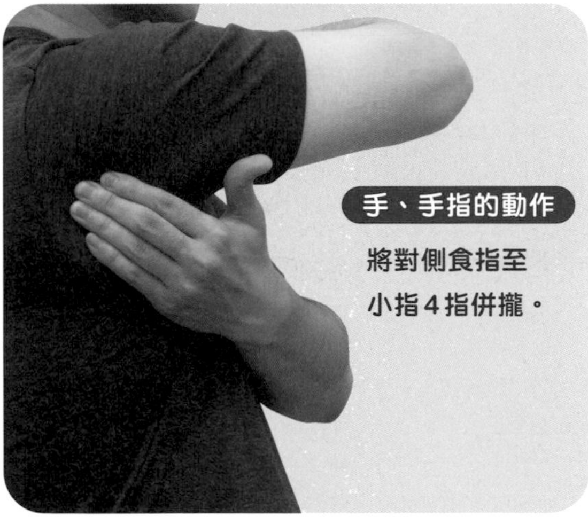

手、手指的動作

將對側食指至
小指4指併攏。

按摩此部位的原因

小圓肌僵硬將壓迫腋神經，
而腋神經負責傳遞訊號至稱為「三角肌」的肩膀肌肉。
所以當小圓肌放鬆，便可以改善肩膀周邊的僵硬狀況。

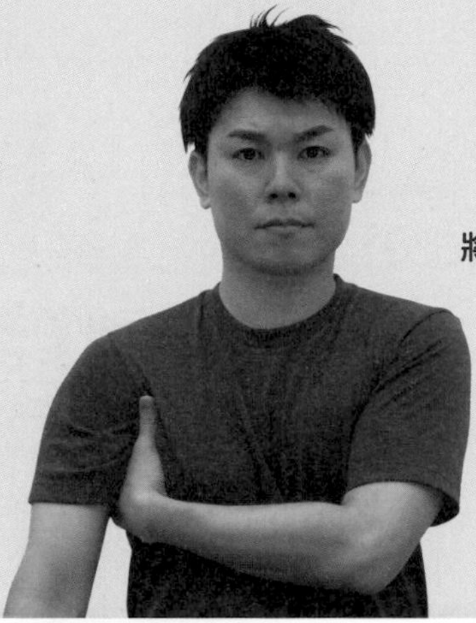

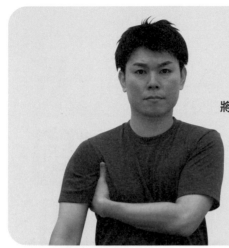

按摩姿勢

將手與手臂放在檯面上並放鬆。

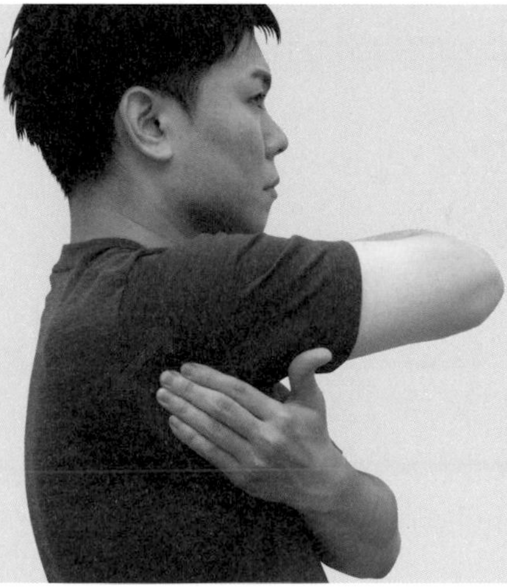

次數與方法

將手指壓在腋下、手臂根部處，並上下滑動20次。

小叮嚀

將肩膀輕輕向內收並向上提，更容易按摩！

Section 9

擺脫肩胛骨的僵硬與疼痛①

大圓肌

※按摩完，請翻閱改善姿勢的伸展運動「肩膀」篇（「圓肩」P90～、「圓背」P100～）。

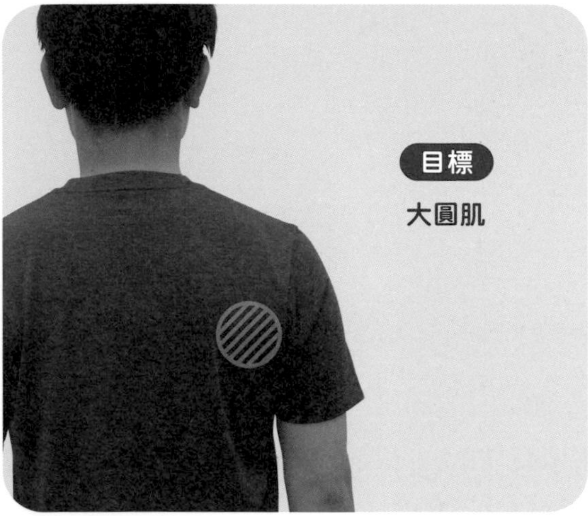
目標
大圓肌

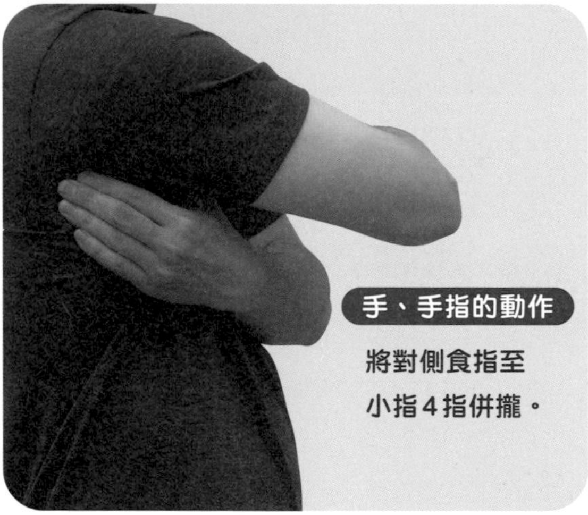
手、手指的動作
將對側食指至小指4指併攏。

按摩此部位的原因

大圓肌能讓肱骨（手臂骨骼）內旋（向內旋轉）。

平時使用手機、電腦時，越常做使肩膀向內側旋轉的動作，

越容易使大圓肌緊繃，且變短、僵硬。

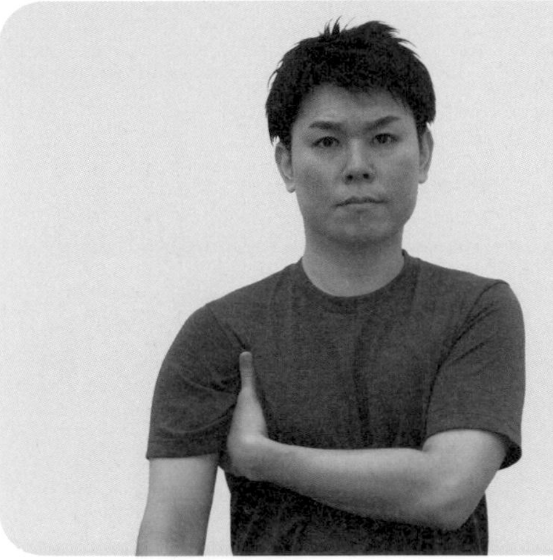

按摩姿勢

將手與手臂放在檯面上並放鬆。

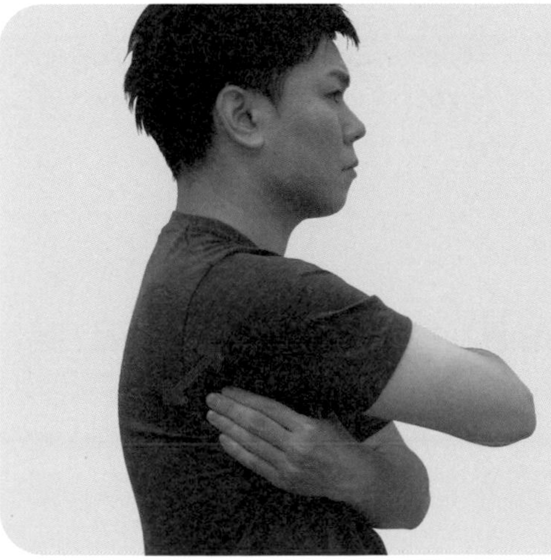

次數與方法

將手指壓在腋下至手臂根部處，並上下滑動20次。

小叮嚀

將肩膀輕輕向內收並向上提，更容易按摩肌肉。

Section 10

胸小肌

擺脫肩胛骨的僵硬與疼痛②

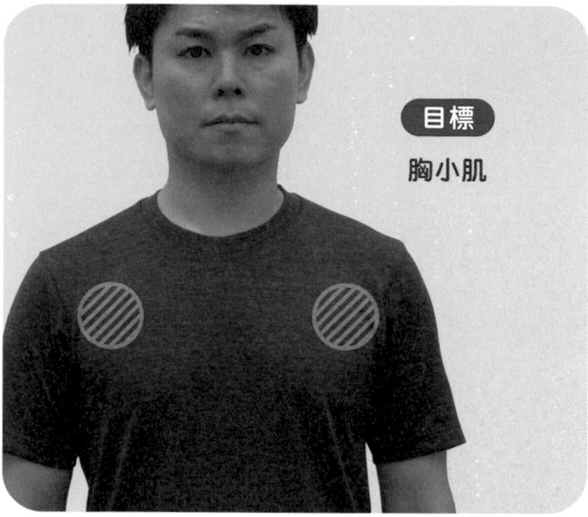

目標

胸小肌

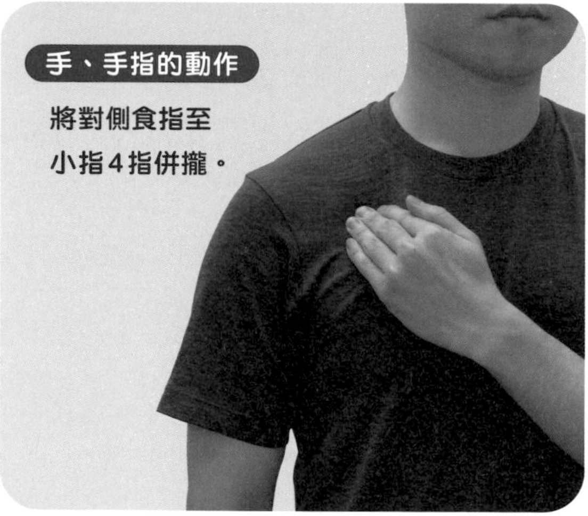

手、手指的動作

將對側食指至小指4指併攏。

按摩此部位的原因

胸小肌附著於肩胛骨（喙狀突）。

當此處肌肉變短，會使肩胛骨向前傾並向內縮。

經常使用手機及電腦易使胸小肌縮短，請務必留意。

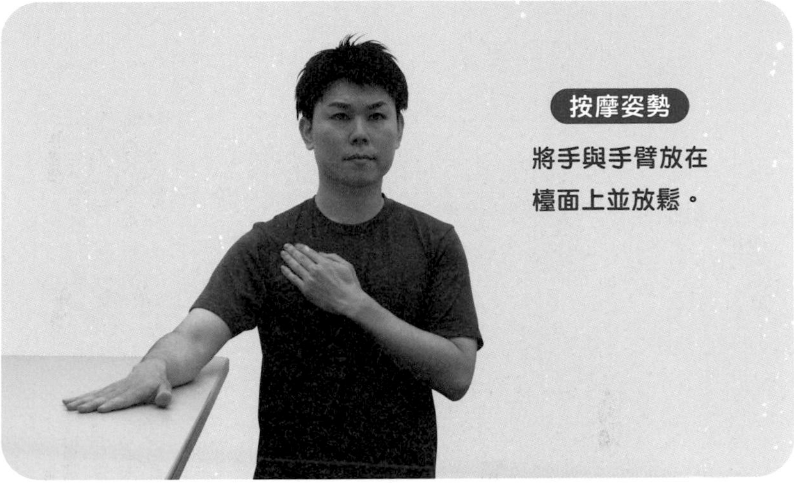

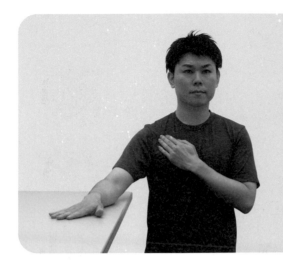

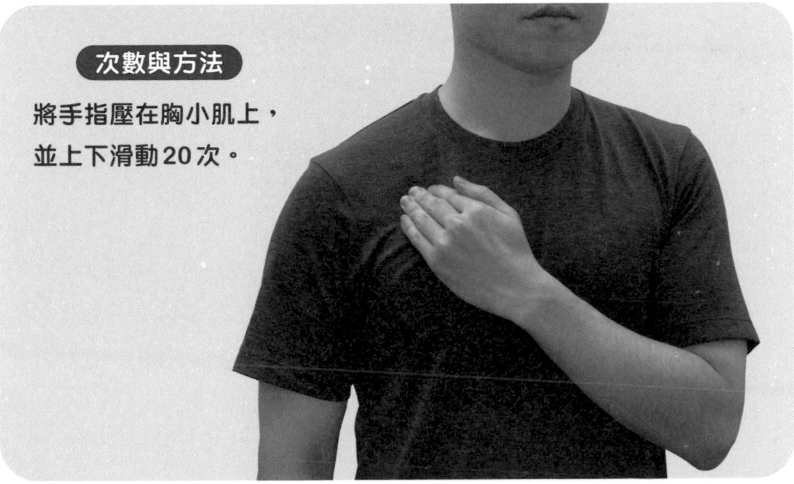

小叮嚀

觸碰鎖骨下方至肩膀前端處，
會碰到一塊突出的骨頭（喙狀突）。
務必找到胸小肌的分佈部位！

Section 11

菱形肌（大・小）

擺脫肩胛骨的僵硬與疼痛③

目標

菱形肌（大・小）

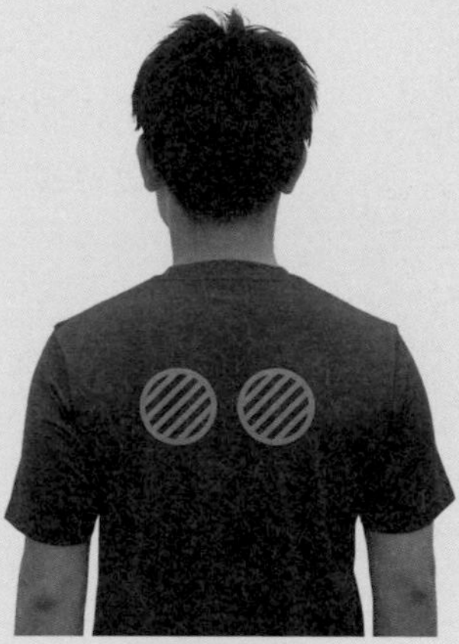

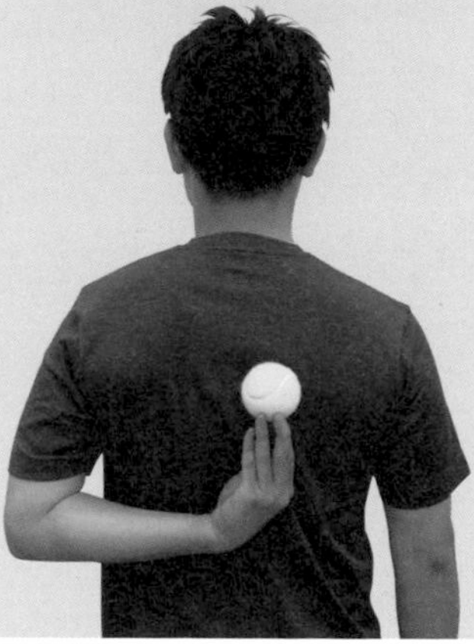

按摩此部位的原因

過度使用肩膀前側肌肉時，將導致圓肩。

一旦惡化，將使肩胛骨向前傾，並整體向外側位移而不斷拉扯菱形肌。

菱形肌是具代表性的勤勞肌，請趁僵硬及疼痛惡化前舒緩開來吧！

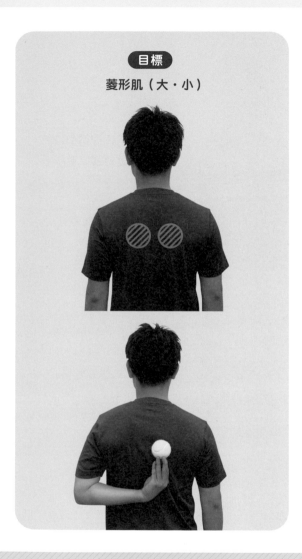

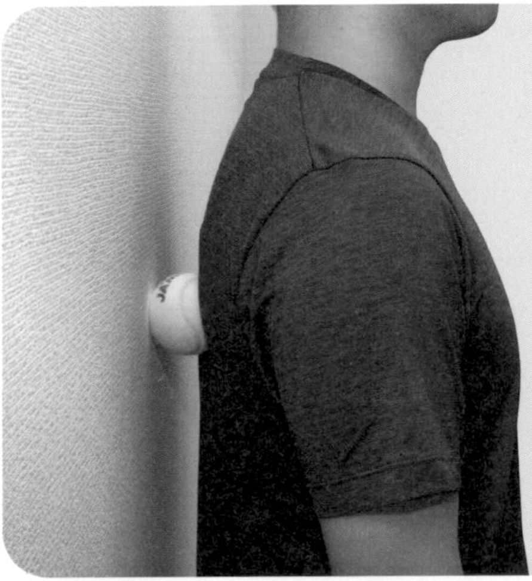

按摩姿勢

將網球壓在目標部位，
並利用牆壁固定位置。

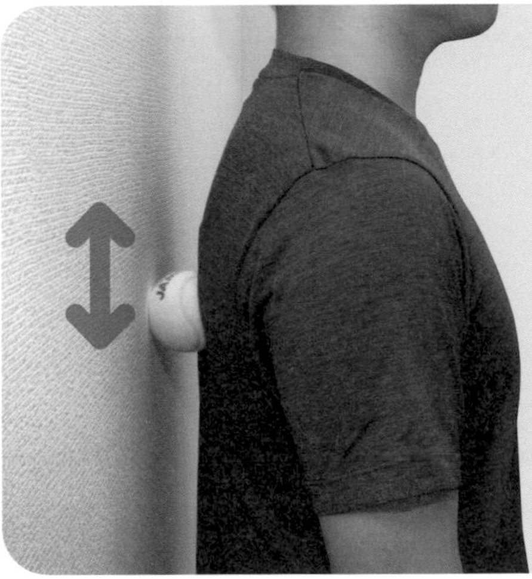

次數與方法

用背部固定網球的位置，
上下滑動20次。

小叮嚀

上半身放輕鬆

利用兩邊膝蓋屈伸運動上下移動身體！

Section 12

肱二頭肌短頭

擺脫手臂的僵硬與疼痛①

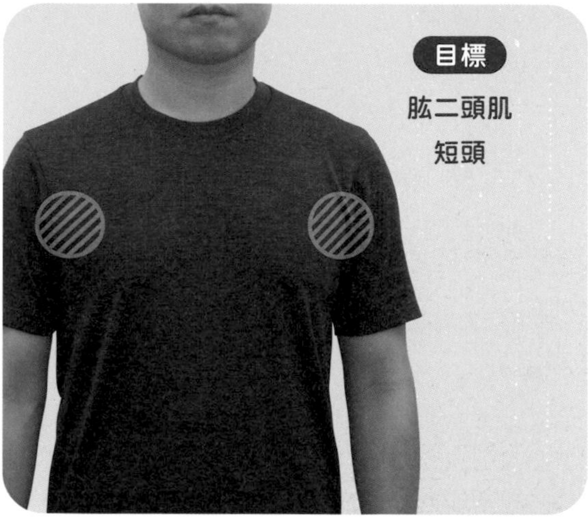
目標
肱二頭肌
短頭

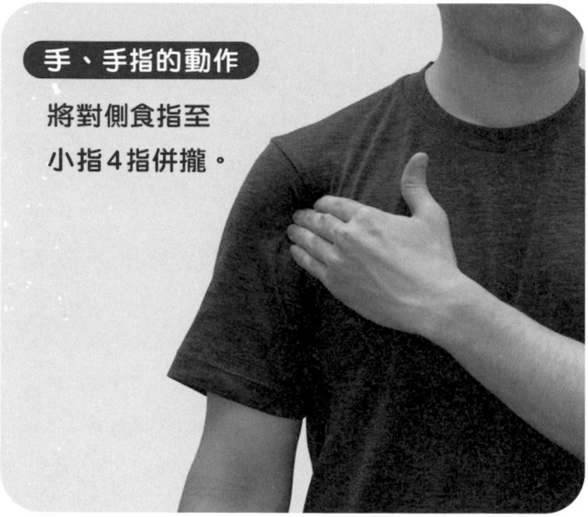
手、手指的動作
將對側食指至
小指4指併攏。

按摩此部位的原因

肱二頭肌短頭直接分佈於肩胛骨（喙狀突）。

當此處肌肉變短，會使肩胛骨向前傾並向內縮。

若經常使用手機及電腦，請務必好好按摩。

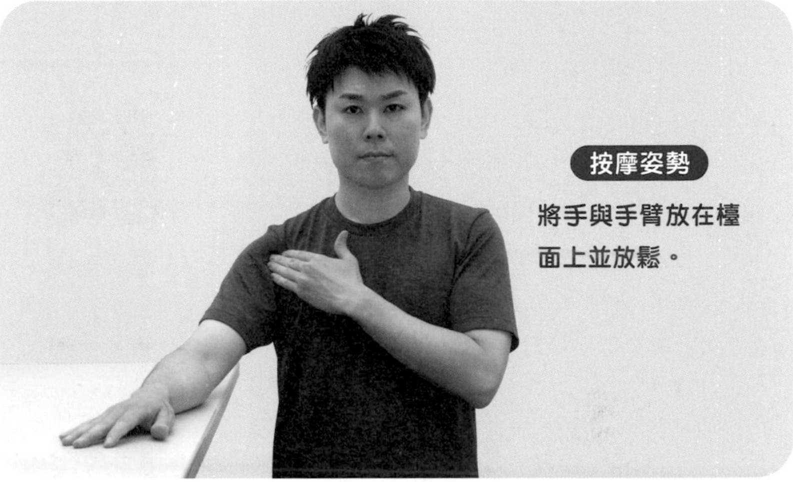
按摩姿勢
將手與手臂放在檯
面上並放鬆。

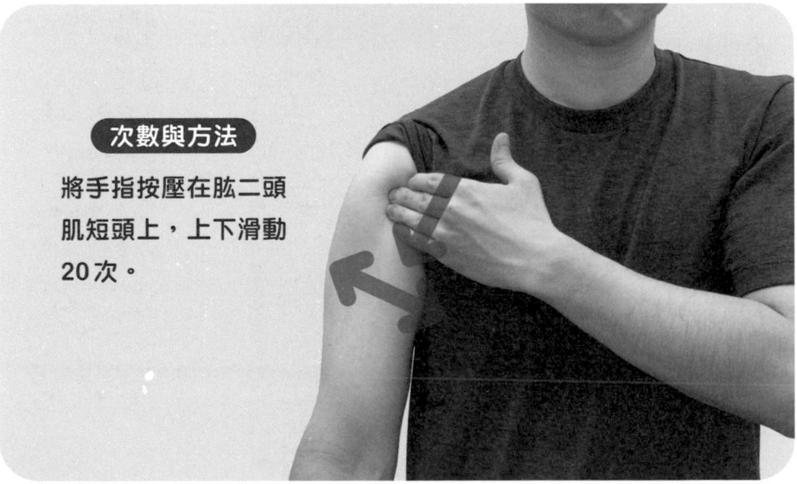
次數與方法
將手指按壓在肱二頭
肌短頭上，上下滑動
20次。

小叮嚀

鎖骨下方至肩膀前端有塊突出的骨頭（喙狀突）。
肱二頭肌短頭從此處延伸至手臂，
務必找到此部位！

Section 13

橈側屈腕肌

擺脫手臂的僵硬與疼痛②

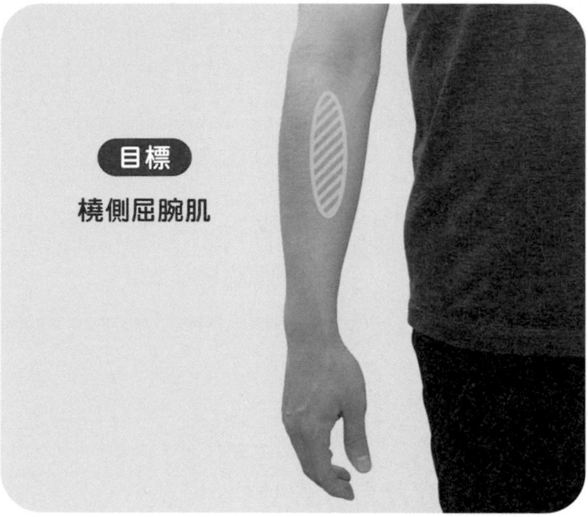

目標

橈側屈腕肌

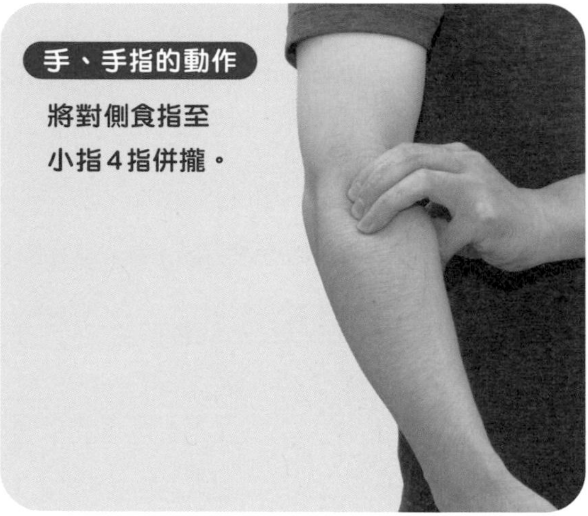

手、手指的動作

將對側食指至小指4指併攏。

按摩此部位的原因

過度使用電腦也會導致抬高手腕的時間變長。

過度使用電腦也會過度活動部分肌肉，橈側屈腕肌便是其一。

預防痠痛平時就應該多按摩。

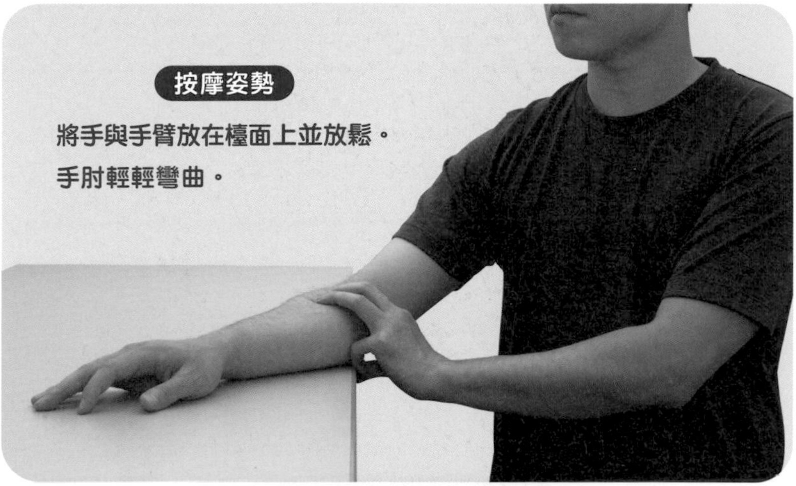

按摩姿勢

將手與手臂放在檯面上並放鬆。
手肘輕輕彎曲。

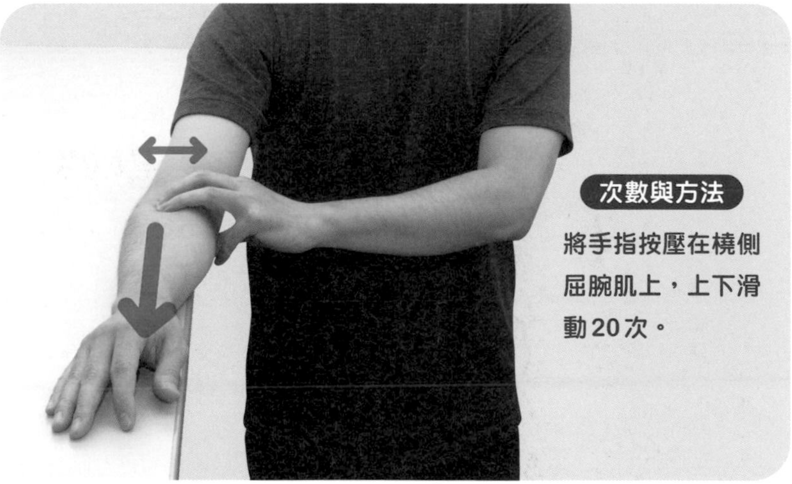

次數與方法

將手指按壓在橈側屈腕肌上，上下滑動20次。

小叮嚀

活動手腕，將大拇指朝向天花板方向，
會使肌肉收縮隆起。
找出肌肉隆起的位置沿著按摩，更具效果！

Section 14

尺側屈腕肌

擺脫手臂的僵硬與疼痛③

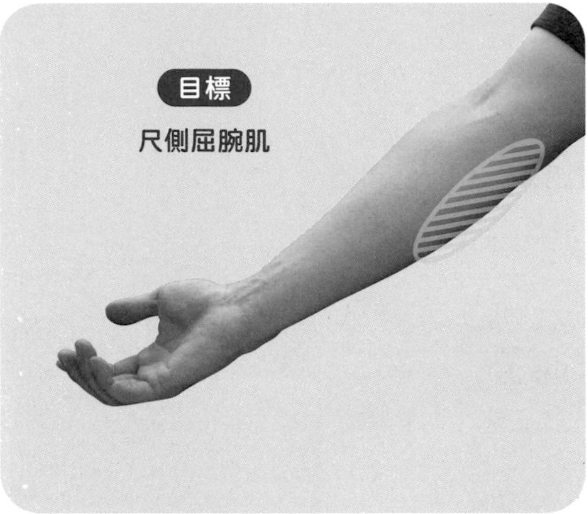
目標
尺側屈腕肌

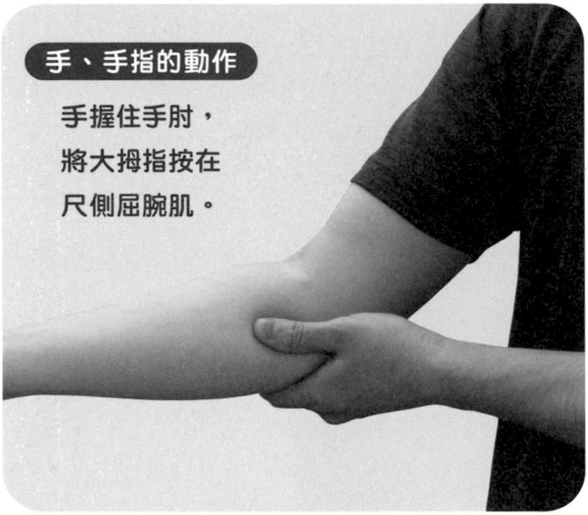
手、手指的動作
手握住手肘，
將大拇指按在
尺側屈腕肌。

按摩此部位的原因

滑手機、握網球拍時會出力的肌肉之一。

由於為前臂屈肌肌肉群起止點，

容易僵硬並導致疼痛。

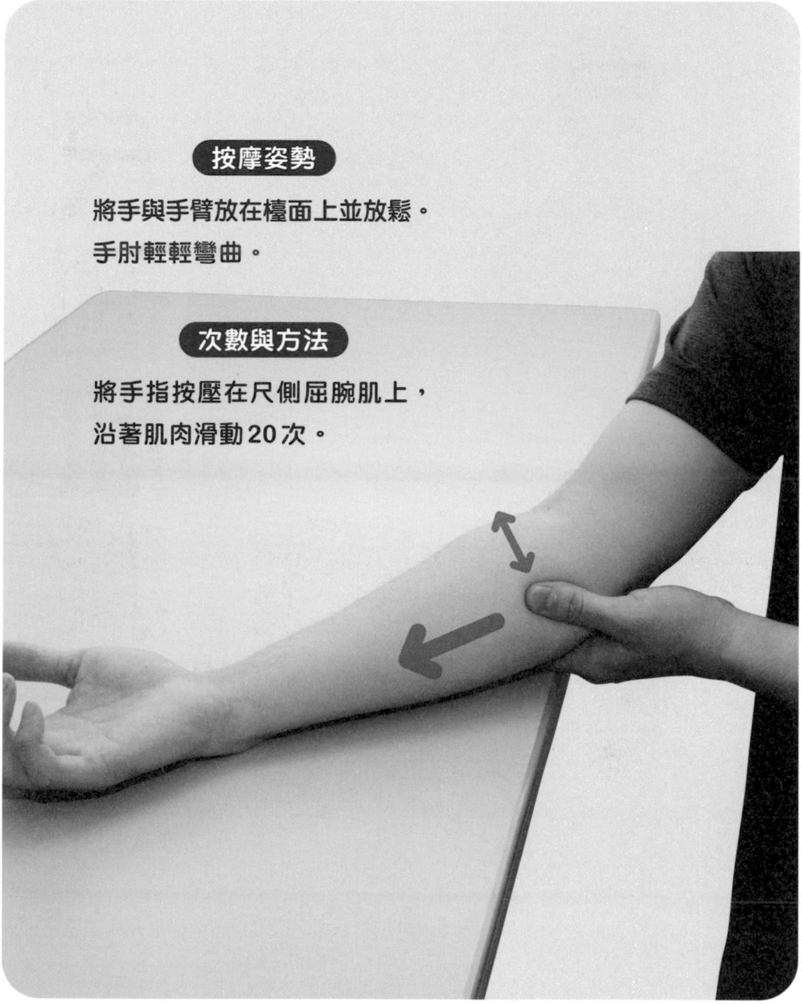

按摩姿勢

將手與手臂放在檯面上並放鬆。
手肘輕輕彎曲。

次數與方法

將手指按壓在尺側屈腕肌上，
沿著肌肉滑動20次。

小叮嚀

尺側屈腕肌為一條延伸自小指的肌肉。
訣竅在於利用大拇指橫向輕輕按壓！

Section 15

背闊肌

擺脫背部與腰的僵硬與疼痛①

※按摩後，請翻閱改善姿勢的伸展運動「腰椎前凸」篇（P106～）。

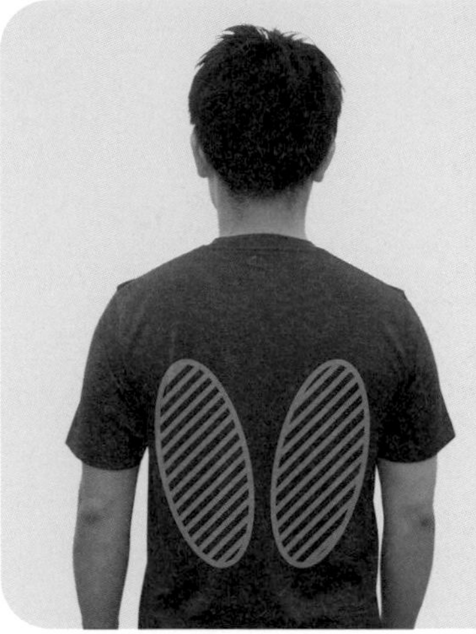

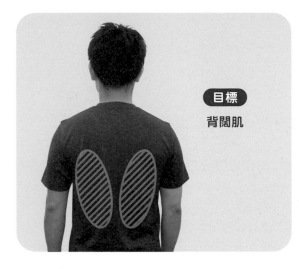

目標

背闊肌

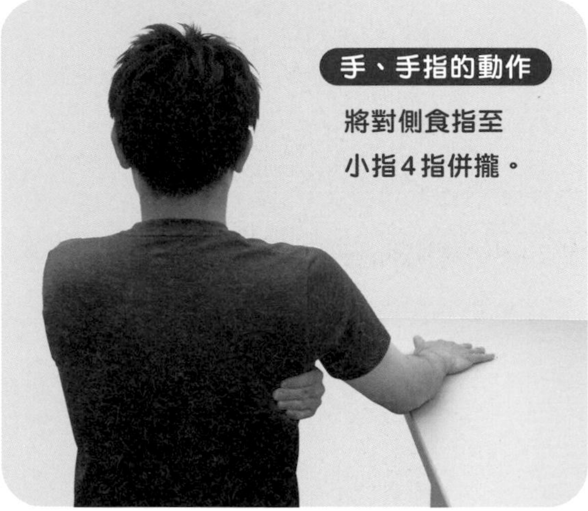

手、手指的動作

將對側食指至小指4指併攏。

按摩此部位的原因

背闊肌是一塊遍及骨盆至手臂內側的大片肌肉。

當長時間使用電腦等時，將導致肌肉僵硬，使圓肩狀況惡化。

當緊繃狀況變嚴重，也可能引發腰痛，因此請務必仔細按摩背闊肌。

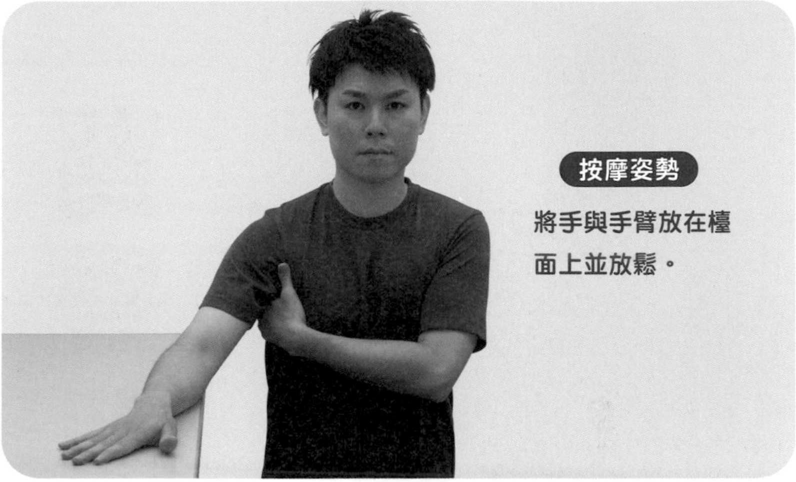
按摩姿勢
將手與手臂放在檯
面上並放鬆。

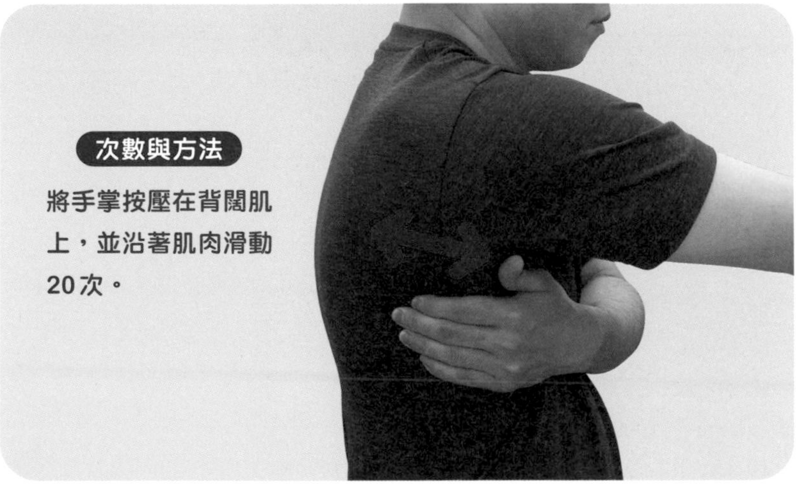
次數與方法
將手掌按壓在背闊肌
上，並沿著肌肉滑動
20次。

小叮嚀

以整個手掌輕壓腋下下方，

並以左右或畫圓的方式輕撫肌膚按摩。

按摩時請務必將手臂放在檯面上並放鬆！

Section 16

豎脊肌（胸腰筋膜）

擺脫**背部與腰**的僵硬與疼痛②

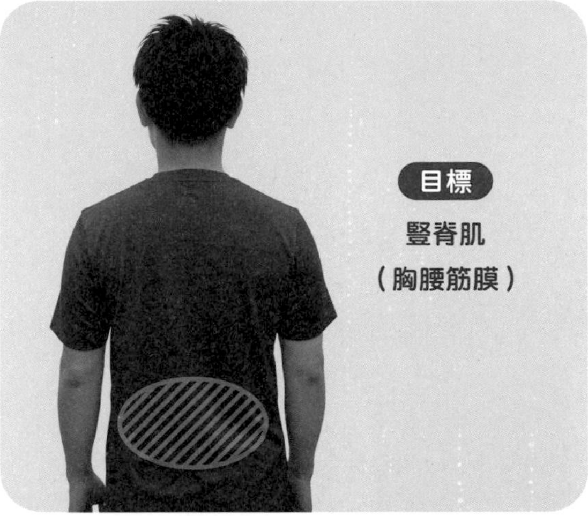

目標
豎脊肌
（胸腰筋膜）

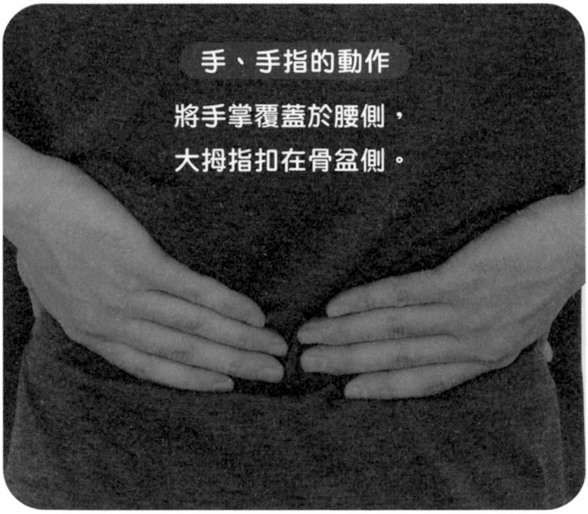

手、手指的動作
將手掌覆蓋於腰側，
大拇指扣在骨盆側。

按摩此部位的原因

當電腦等使用過度時，將使骨盆往後傾，導致彎腰。

腰部不夠直的狀況下，會使胸腰筋膜過度緊繃。

由於可能導致腰痛，應時常舒緩按摩。

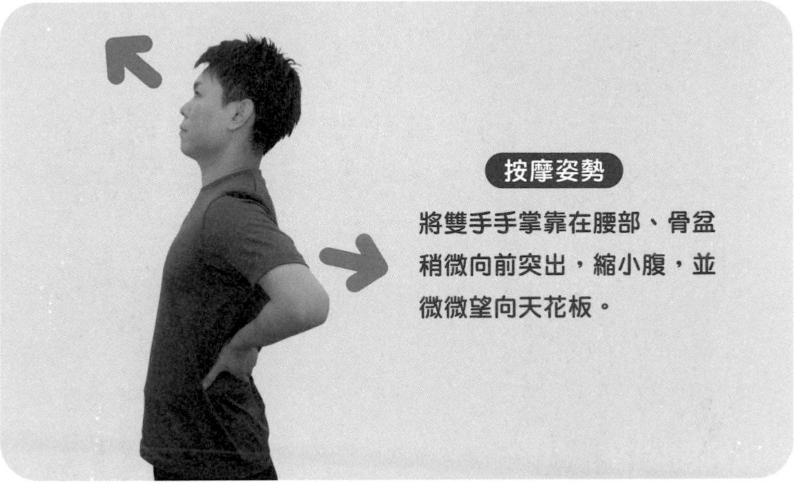

按摩姿勢

將雙手手掌靠在腰部、骨盆稍微向前突出，縮小腹，並微微望向天花板。

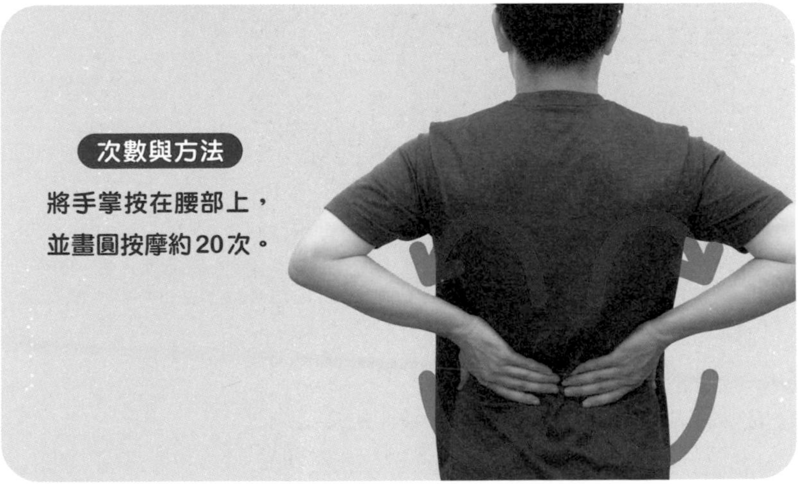

次數與方法

將手掌按在腰部上，並畫圓按摩約20次。

小叮嚀

縮小腹望向天花板的動作能舒緩腰部。
訣竅就在於
在腰部放鬆的狀態下按摩舒緩。

Section 17

臀大肌・臀中肌

擺脫臀部的僵硬與疼痛①

※按摩後，請翻閱改善姿勢的伸展運動「腰椎後凸」篇（P112～）。

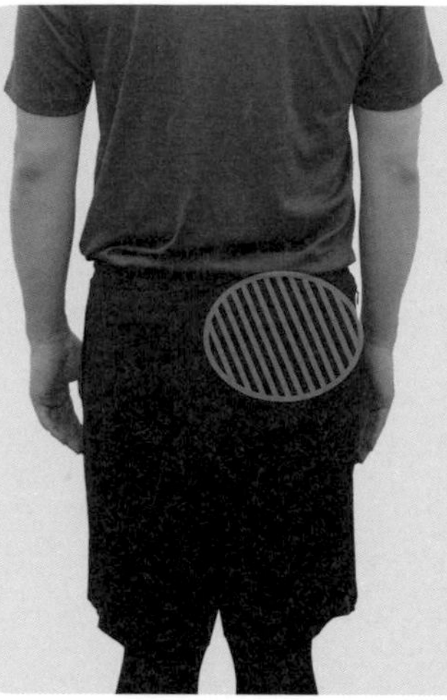

目標

臀大肌・臀中肌

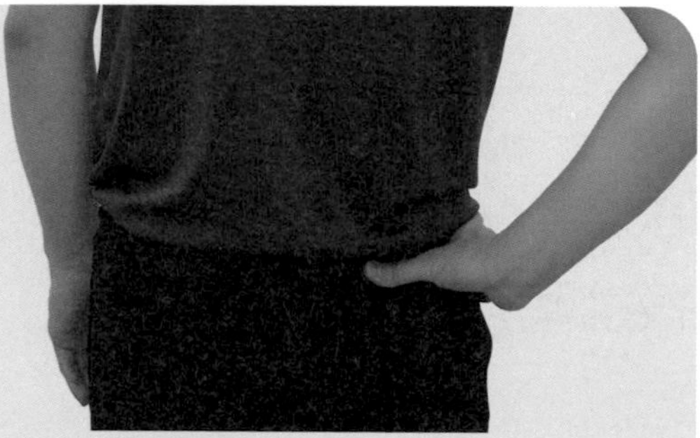

手、手指的動作

握住骨盆側邊，將大拇指壓骨頭下方（臀大肌上方）。

按摩此部位的原因

臀部周圍的肌肉是讓髖關節和骨盆活動的關鍵部位。

當此處肌肉僵硬，將對腰部、髖關節造成負擔，引發問題。

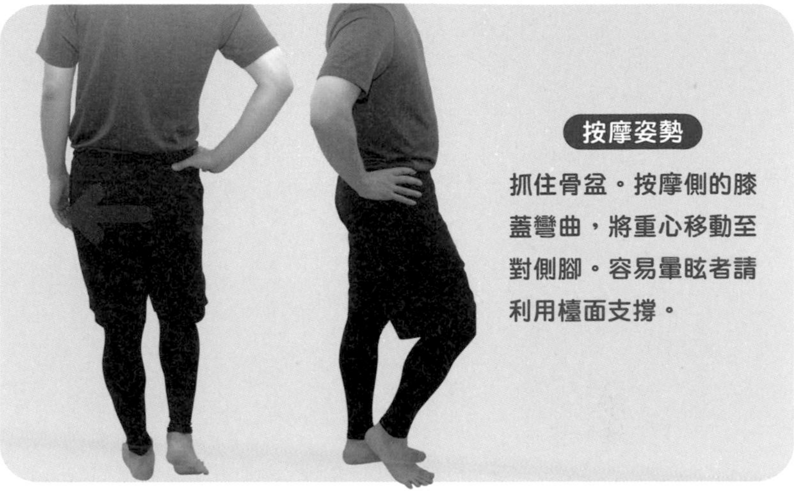

按摩姿勢

抓住骨盆。按摩側的膝蓋彎曲，將重心移動至對側腳。容易暈眩者請利用檯面支撐。

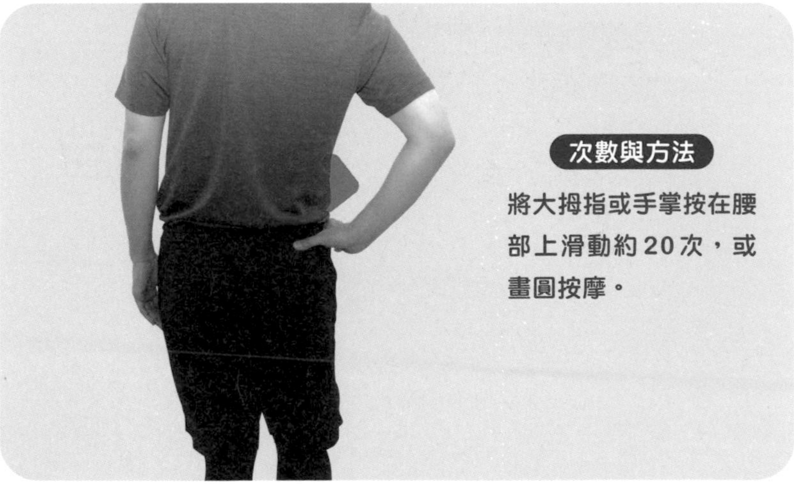

次數與方法

將大拇指或手掌按在腰部上滑動約20次，或畫圓按摩。

小叮嚀

訣竅在於將重心移動到對側腳上。
在未負重的狀況下較容易舒緩肌肉，也能提升按摩效果！

Section 18

梨狀肌

擺脫臀部的僵硬與疼痛②

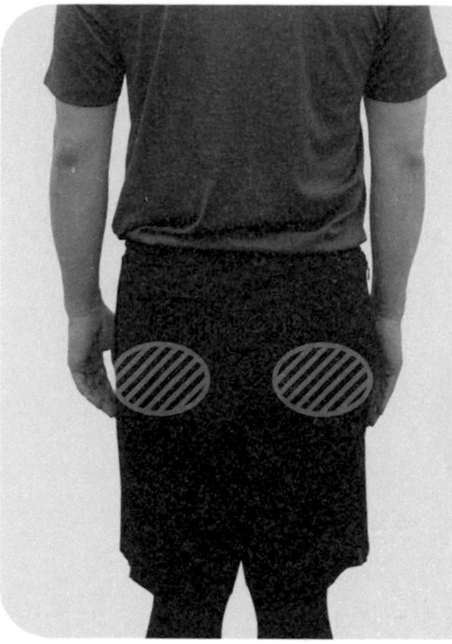

目標

梨狀肌

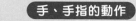

手、手指的動作

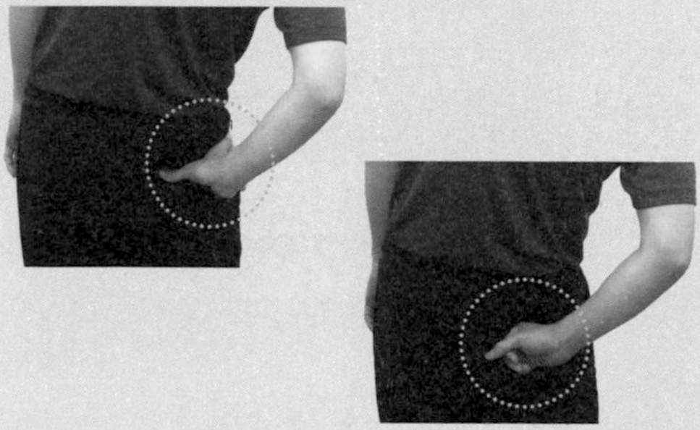

握住骨盆側邊。將大拇指或拳頭放在骨頭下方（臀大肌上方）。

按摩此部位的原因

當梨狀肌僵硬，就會壓迫到坐骨神經，導致疼痛與麻痺。

持續彎腰勞動、常做扭轉身體的運動如高爾夫、棒球、網球等，容易使肌肉僵硬，請務必留意。

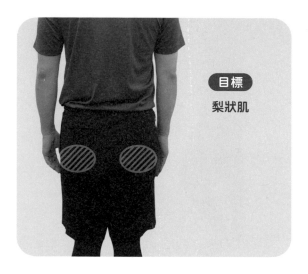

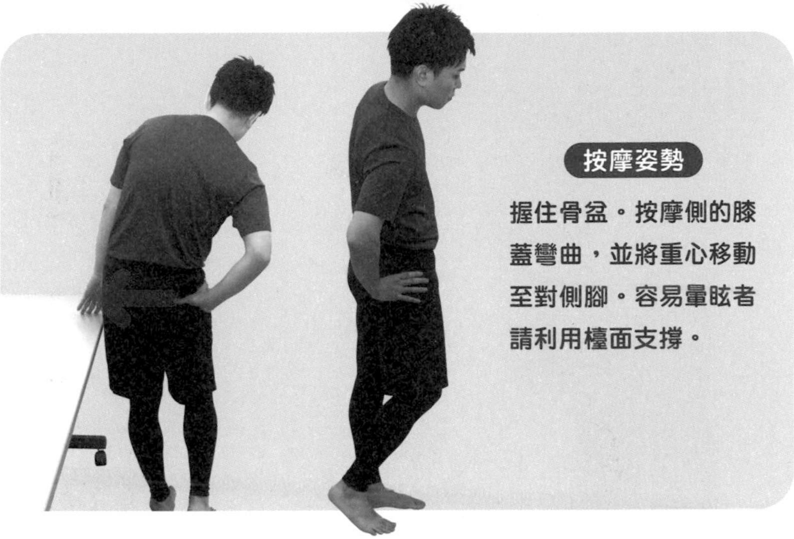

按摩姿勢

握住骨盆。按摩側的膝蓋彎曲，並將重心移動至對側腳。容易暈眩者請利用檯面支撐。

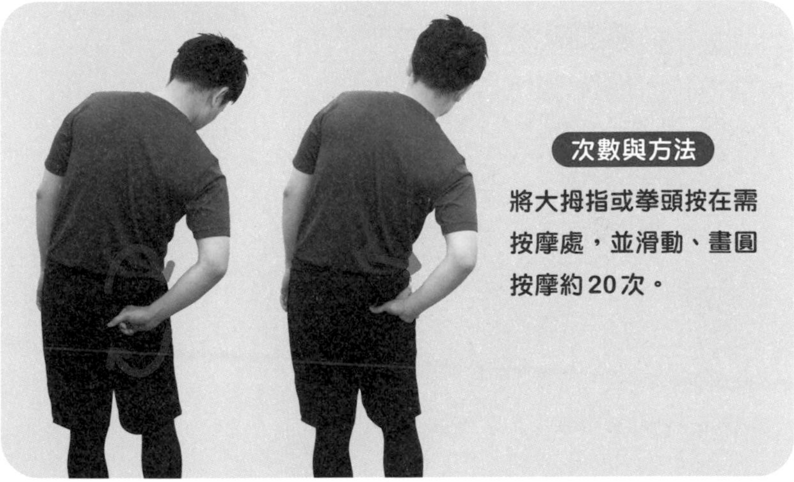

次數與方法

將大拇指或拳頭按在需按摩處，並滑動、畫圓按摩約20次。

小叮嚀

訣竅在於將重心移動到對側腳上。
在未負重的狀況下較容易舒緩肌肉，也能提升按摩效果！

Section 19

擺脫**腿部**的僵硬與疼痛①

闊筋膜張肌

※按摩後，請翻閱改善姿勢的伸展運動「腰椎後凸」篇（P112～）。

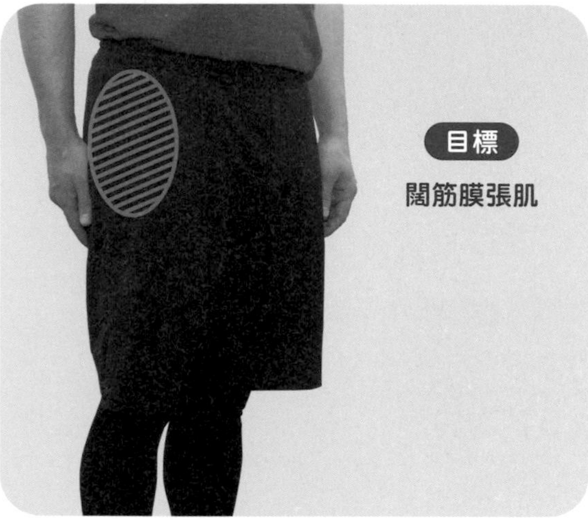

目標

闊筋膜張肌

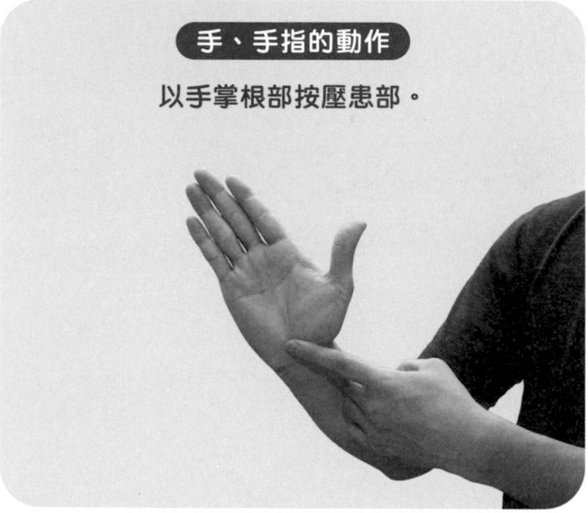

手、手指的動作

以手掌根部按壓患部。

按摩此部位的原因

若長期處於骨盆向後傾斜的姿勢，容易使闊筋膜張肌更加緊繃。

除了伸展外，還必須按摩以提升此處柔軟度。

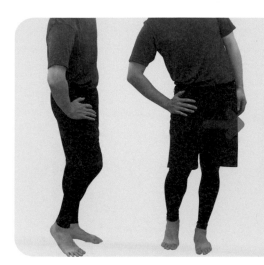

按摩姿勢

握住骨盆。按摩側的膝蓋彎曲，並將重心移動至對側腳上。容易暈眩者請利用檯面支撐。

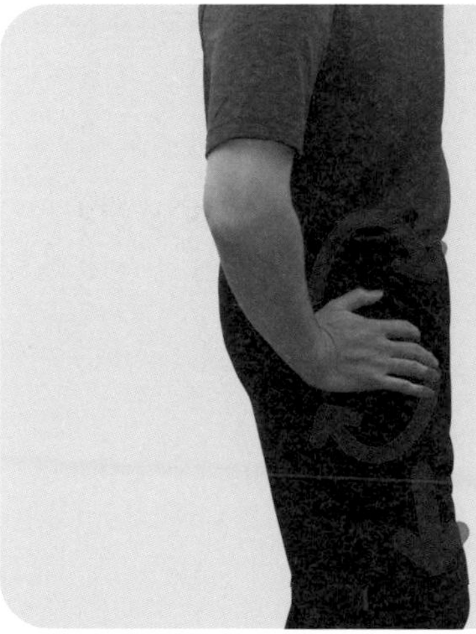

次數與方法

按壓骨盆至大腿側前方，滑動、畫圓按摩約20次。

小叮嚀

訣竅在於**將重心移動到對側腳上**。

闊筋膜張肌位於靠近骨盆的大腿側面，請務必**掌握正確位置**！

Section 20

股外側肌

擺脫腿部的僵硬與疼痛②

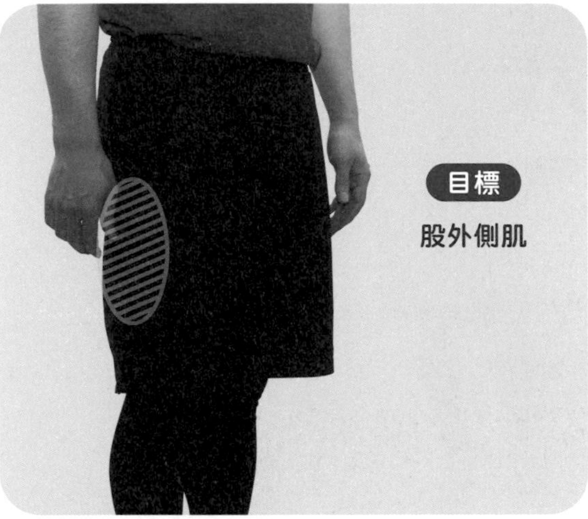

目標

股外側肌

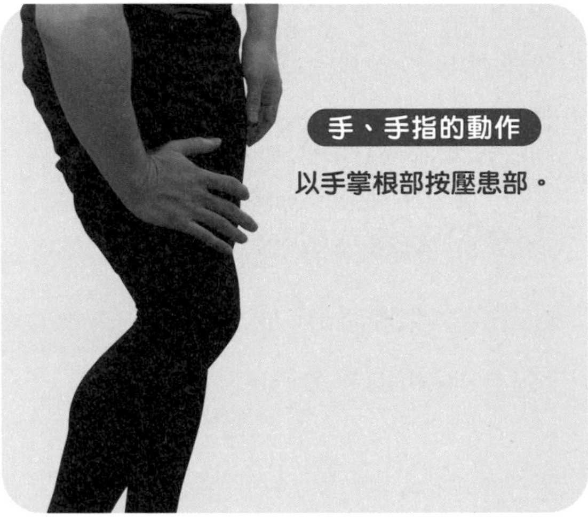

手、手指的動作

以手掌根部按壓患部。

按摩此部位的原因

骨盆向後傾斜會導致大腿前側的股四頭肌更加緊繃。

同時也容易使用到位於外側的股外側肌，而導致僵硬及疼痛。

因此平時務必多按摩、保健。

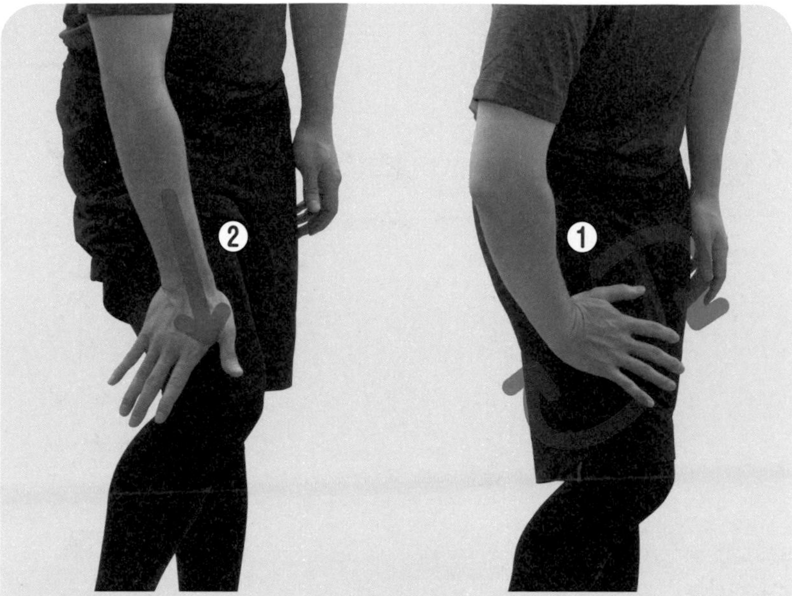

按摩姿勢

按摩側的膝蓋彎曲，並將重心移動至對側腳。輕輕彎曲作為按摩要按摩的腳的膝蓋並按摩。

次數與方法

按壓大腿側前方，滑動、畫圓按摩約20次。

小叮嚀

股外側肌為膝蓋上方的直向肌肉。
請以滑動或畫圓方式按摩！

Section 21

小腿三頭肌

擺脫腿部的僵硬與疼痛③

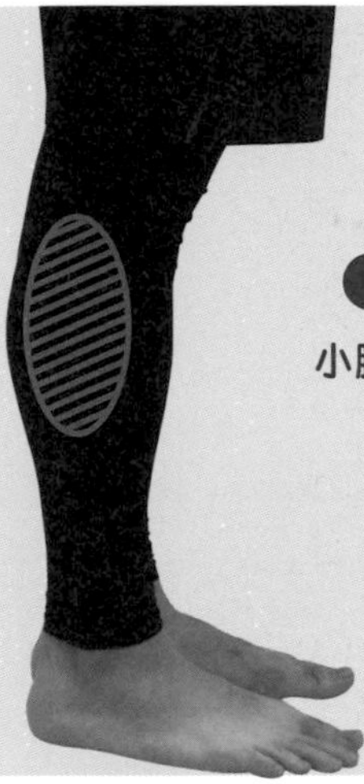

目標

小腿三頭肌

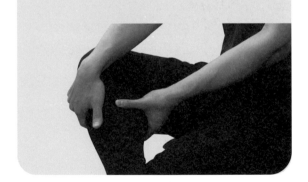

手、手指的動作

一手輕輕抓住小腿肚，另一手固定住脛骨。

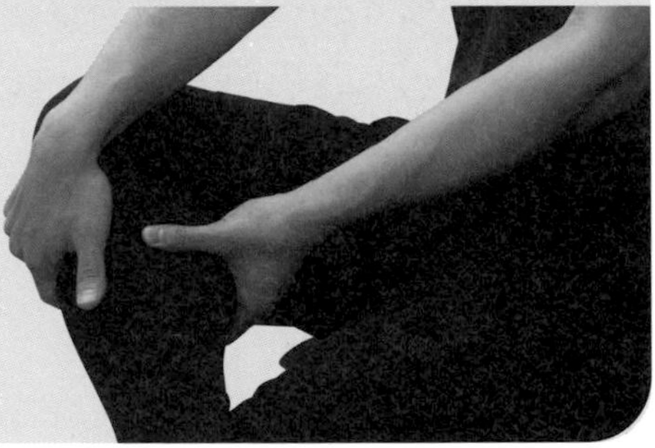

按摩此部位的原因

特定不良姿勢易導致骨盆前傾，使小腿肚至阿基里斯腱緊繃。

避免引發疼痛請務必放鬆。

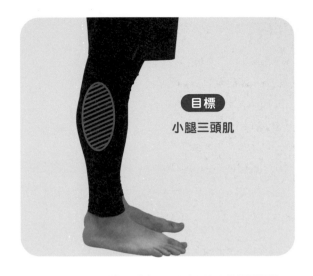

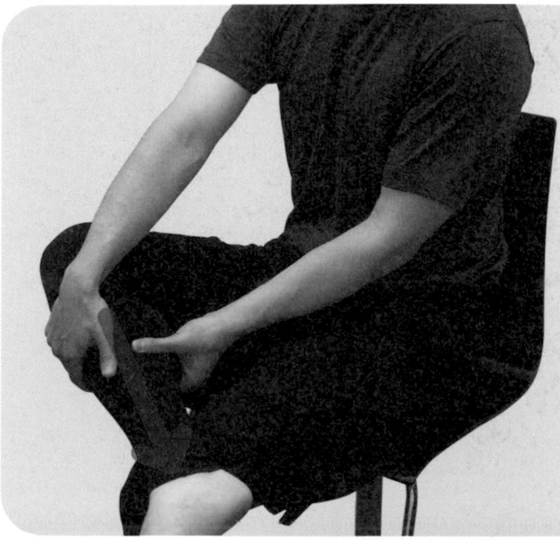

按摩姿勢

將要按摩的腳擺在另一側膝蓋上並加以固定。

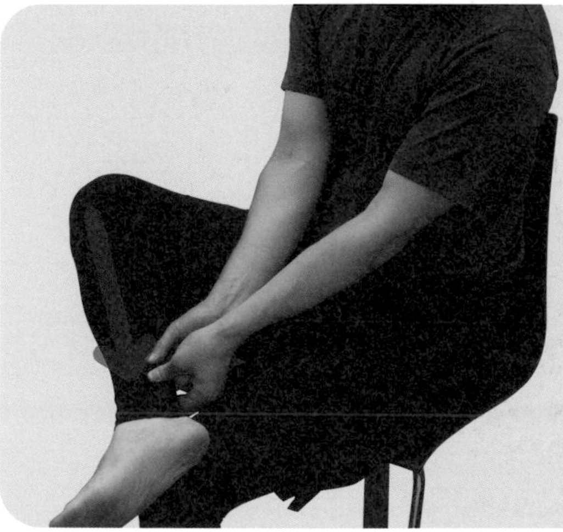

次數與方法

按摩小腿肚至阿基里斯腱約20次。若腳夠穩，可以同時用雙手按摩。

小叮嚀

在不會覺得疼痛的狀況下，按摩整個區塊吧！

CHAP.

3

改善姿勢的伸展運動

Section 1

調整肌肉與姿勢，是解決僵硬與痠痛的捷徑！

接下來將介紹，當出現駝背等不良姿勢時全身肌肉骨骼的狀態，以及自我保健的順序。

每個人的姿勢不同，這裡就舉常見的駝背向大家介紹。當駝背姿勢惡化，圖中所標示的肌肉問題就會浮出水面，造成不適。

歸納出解決方法吧！

「過勞的緊繃肌」及「拉伸狀態的勤勞肌」是容易發生僵硬與疼痛的肌肉。即使症狀相同，但由於變僵硬的過程不同，應對方式也不盡相同。

駝背的特徵

1 頭向前突出

2 頸部（特別是上部）過度伸展（前凸）

3 胸（背）蜷縮

4 骨盆前傾，腰部前凸

〔過勞的緊繃肌〕

- 胸鎖乳突肌（頸部前側）
- 枕下肌（頭部後側）
- 胸肌（胸與肩膀的前側）
- 腹肌　※就算未使用過度，仍容易縮短
- 腰豎脊肌（髖關節前側）

〔拉伸狀態的勤勞肌〕

- 斜方肌上方（肩頸後側）
- 提肩胛肌（肩膀後側）
- 豎脊肌（背部）

〔容易衰退的肌肉〕

- 深層頸屈肌群（頸部前側）
- 斜方肌下側（背部正中央）
- 菱形肌（肩胛骨之間）
- 前鋸肌（肩胛骨內側）
- 腹肌群
- 臀大肌（臀部）
- 大腿後側肌群（大腿內側）

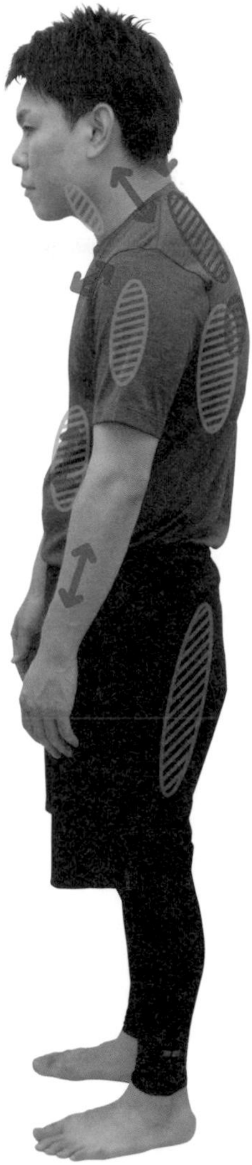

※以駝背姿勢舉例。

「過勞的緊繃肌」及「拉伸狀態的勤勞肌」同屬於容易發生僵硬及疼痛的肌肉，因此透過**「按摩」**舒緩肌肉相當重要。然而「過勞的緊繃肌」由於肌肉長度短，也容易養成「有問題的骨骼」。因此**除了按摩之外，還需「伸展（Stretch）」。**

※雖然過度按摩拉伸狀態的勤勞肌，反而容易使駝背更嚴重，但由於疼痛也會對交感神經帶來不佳的影響。因此暫時放鬆，緩解難受的症狀也十分重要。

此時，有一個必須先明白的重點。

人類**「伸展力越強的肌肉，肌力越弱」。**

舉例來說，駝背會使胸前的肌肉縮短且變硬；而背部的肌肉雖然得以伸展，卻難以發揮力量。

也就是說「過勞的緊繃肌」及「拉伸狀態的勤勞肌」都應**①按摩舒緩**。而「過勞的緊繃肌」還應**②透過伸展拉伸**。

保持正確姿勢不可或缺的「容易衰退的肌肉」和「拉伸狀態的勤勞肌」之中，有部分肌肉需要**③透過運動鍛鍊**，才能消除「僵硬及疼痛」。

★駝背姿勢時，容易使僵硬的肌肉與衰弱的肌肉處於交錯位置。

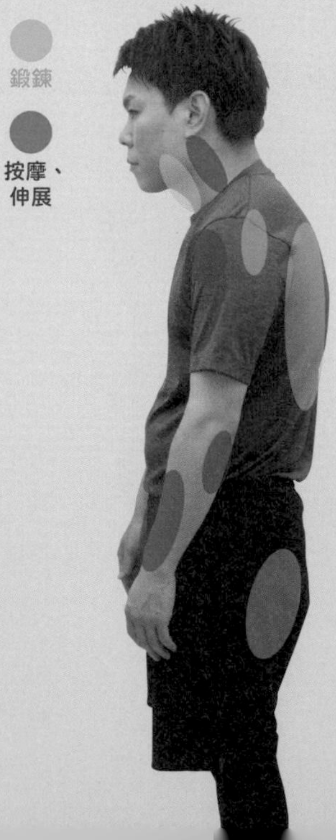

這部分為較專業的內容，也許有些困難，不需要完全理解。只要熟記**「按摩➡伸展➡鍛鍊」**即可。

接下來本書將區分出各個部位可能出現的不良姿勢，並提供對策。並會以插圖呈現症狀與姿勢之間的關聯。請翻到自己不適的部位，並跟著本書的方法執行看看吧。

當僵硬及疼痛症狀強烈時，請先回到第1章（綠色頁面）。從按摩保健開始執行。

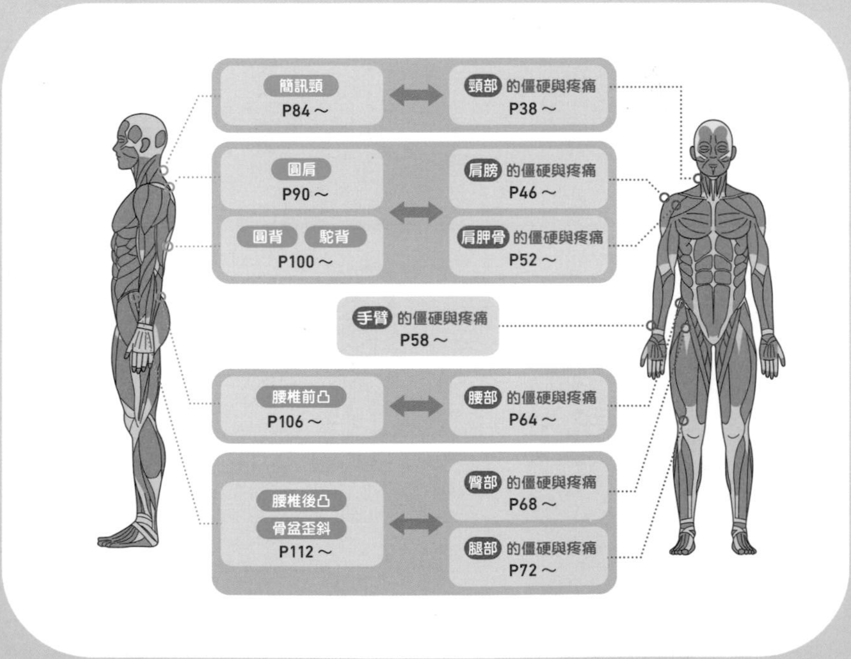

Section 2

改善頸部前傾（簡訊頸）的伸展

簡訊頸伸展

Stretch 1

胸鎖乳突肌、斜角肌

● 請將頸部倒向固定手的對側邊，並望向斜上方（後腦勺靠在牆壁上）。

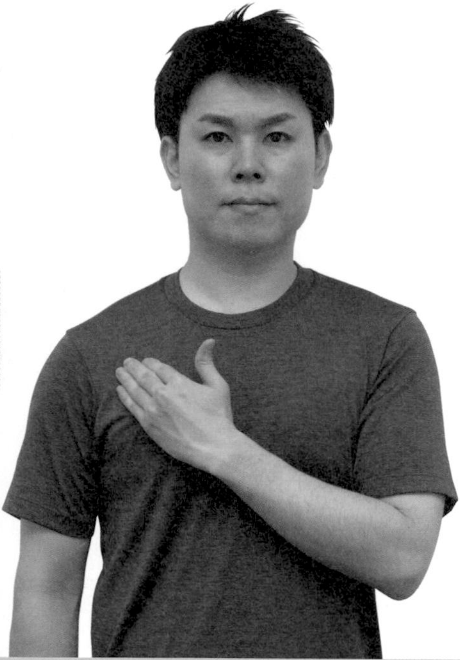

按壓處

用對側手的3根手指按在鎖骨下方。

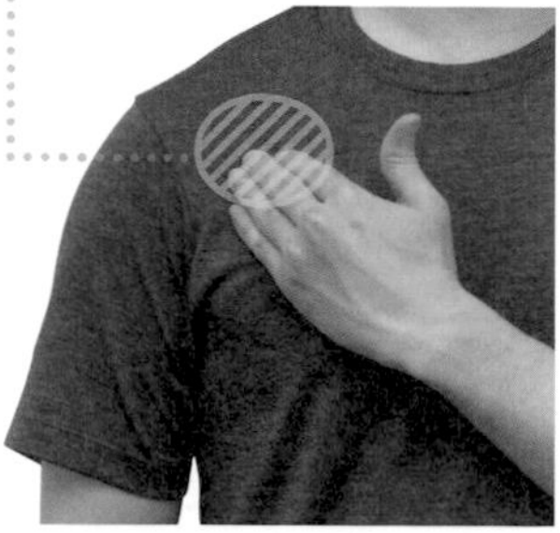

背部靠牆站姿

約30秒
（深呼吸5～7次）

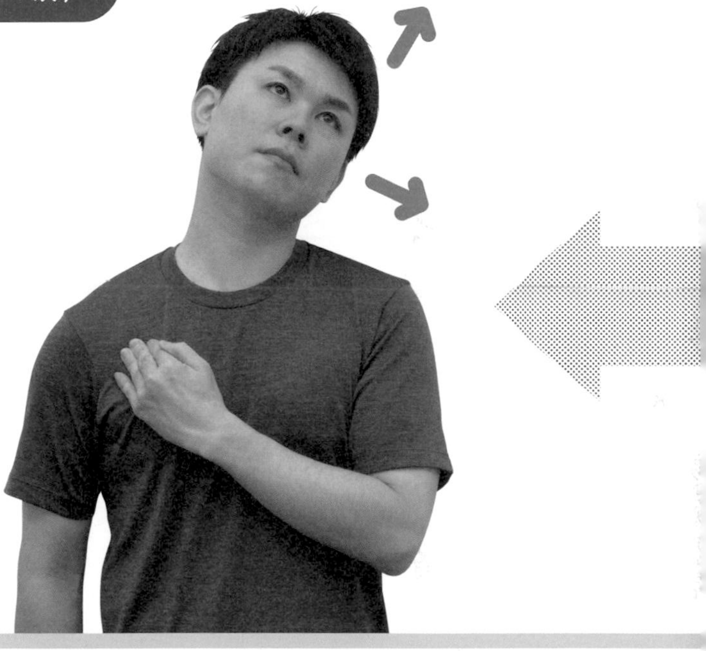

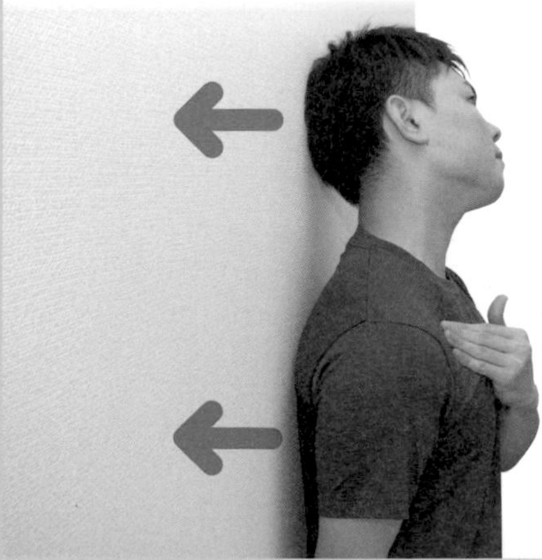

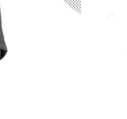

在伸展過程中，**儘量留意讓後腦勺和背部貼牆**。但出力時，不貼牆也沒關係。

\ 簡訊頸伸展 /

Stretch 2

枕下肌

● 望向斜下方收下巴，將後腦勺向牆壁頂。雙手稍作輔助輕壓，做微微點頭的動作。

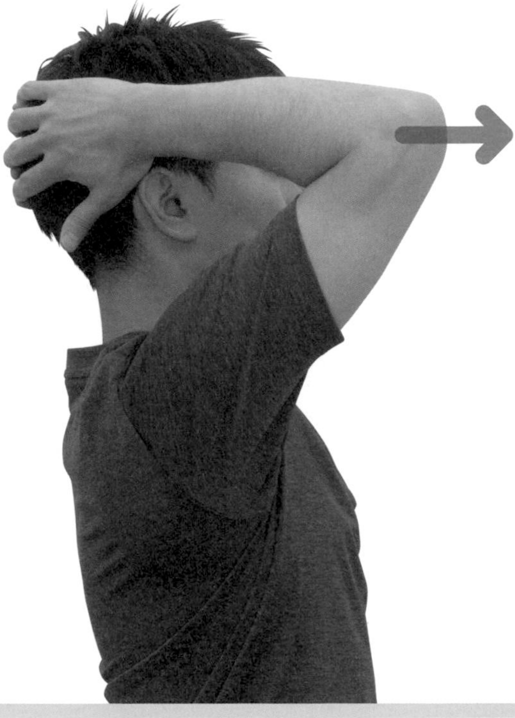

在伸展過程中，**儘量留意讓後腦勺和背部貼牆**。但出力時，不貼牆也沒關係。

背部靠牆站姿

約30秒
（深呼吸5～7次）

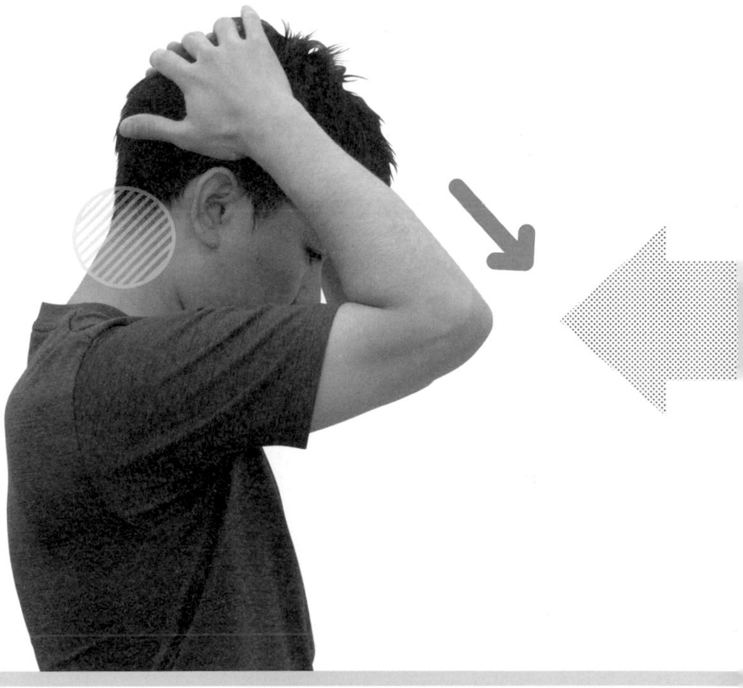

按壓處

將雙手輕輕抱在頭頂及後腦勺之間的位置。

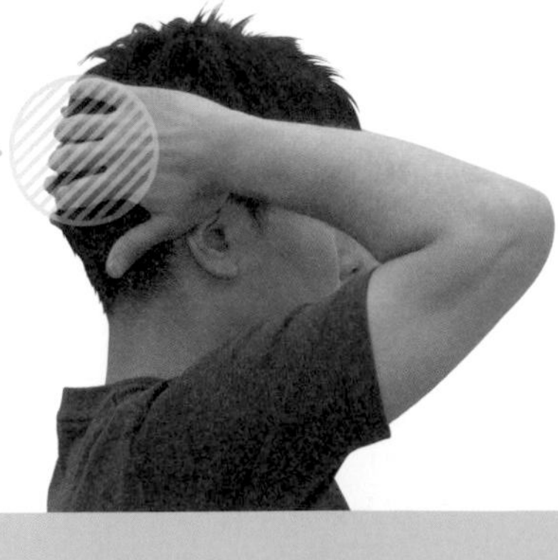

簡訊頸伸展 Stretch 3

伸展椎前肌縮下巴（牆壁）

● 望向斜下方，
並將後腦勺向牆壁頂、收下巴
（約 7 至 8 成的力道）。

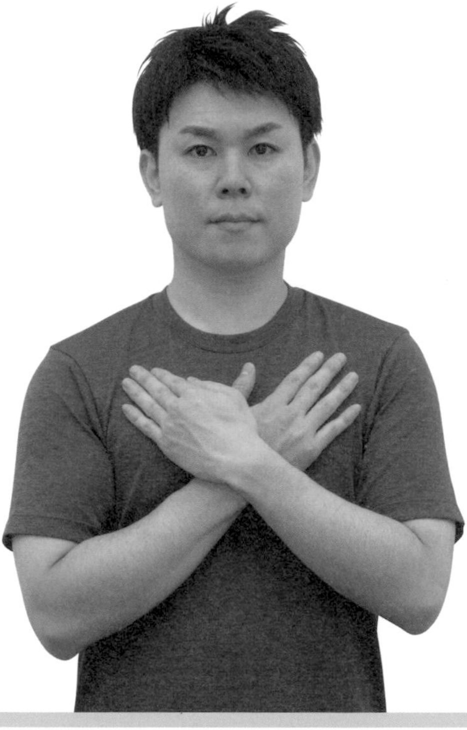

在伸展過程中，**儘量留意讓後腦勺和背部貼牆**。但出力時，不貼牆也沒關係。

背部靠牆站姿

每次5秒×5組
(持續吐氣)

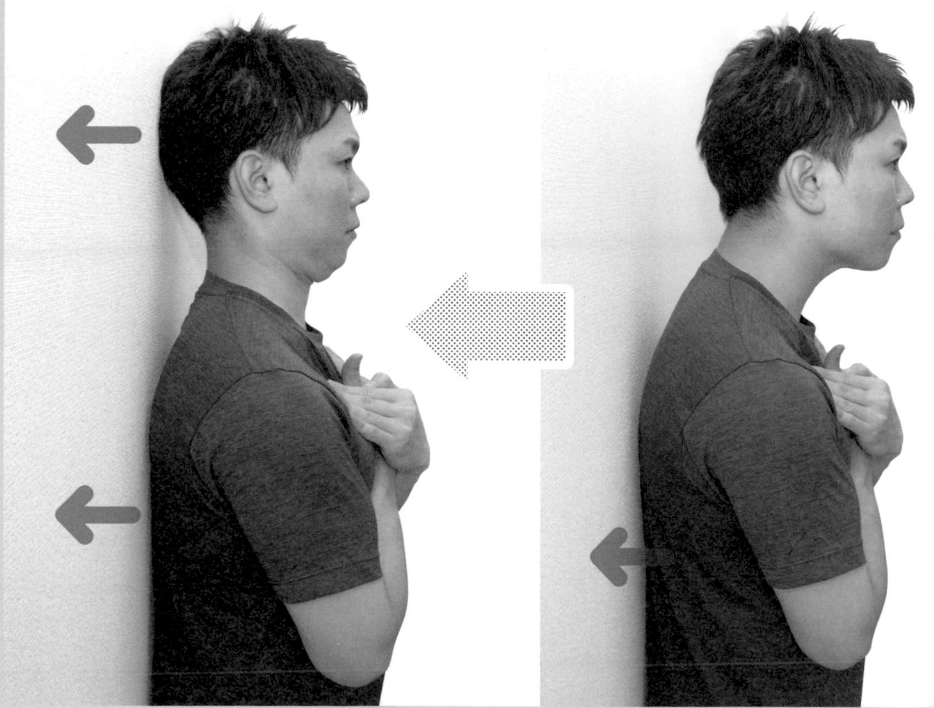

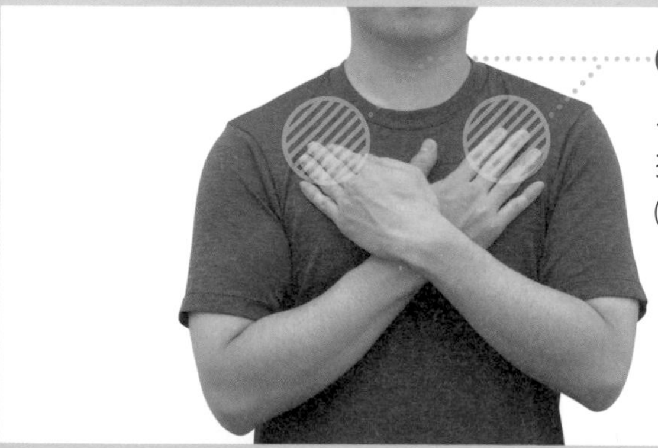

按壓處

以3根手指,
按在兩側鎖骨下方
(雙手交叉)。

Section 3

改善圓肩的伸展

\ 圓肩伸展 /
Stretch 1

胸大肌、胸小肌

按壓處

將一手按在鎖骨下方與胸部處。另一手手掌朝向天花板，小指側面抵在牆面固定。

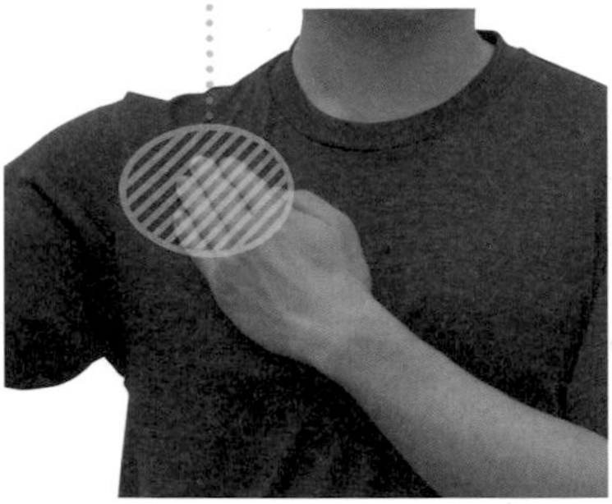

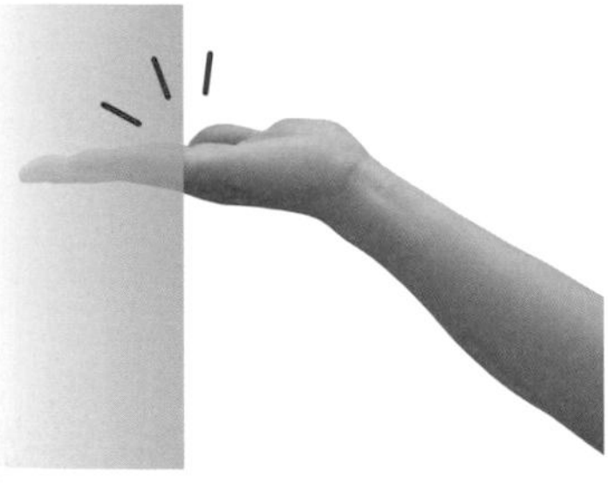

為避免腰部向前凸出，**輕輕縮小腹**。接著放鬆，不用力。

利用房內的柱子或牆壁的
三角空間

約30秒
（深呼吸5～7次）

● 將身體轉向固定手的反方向。

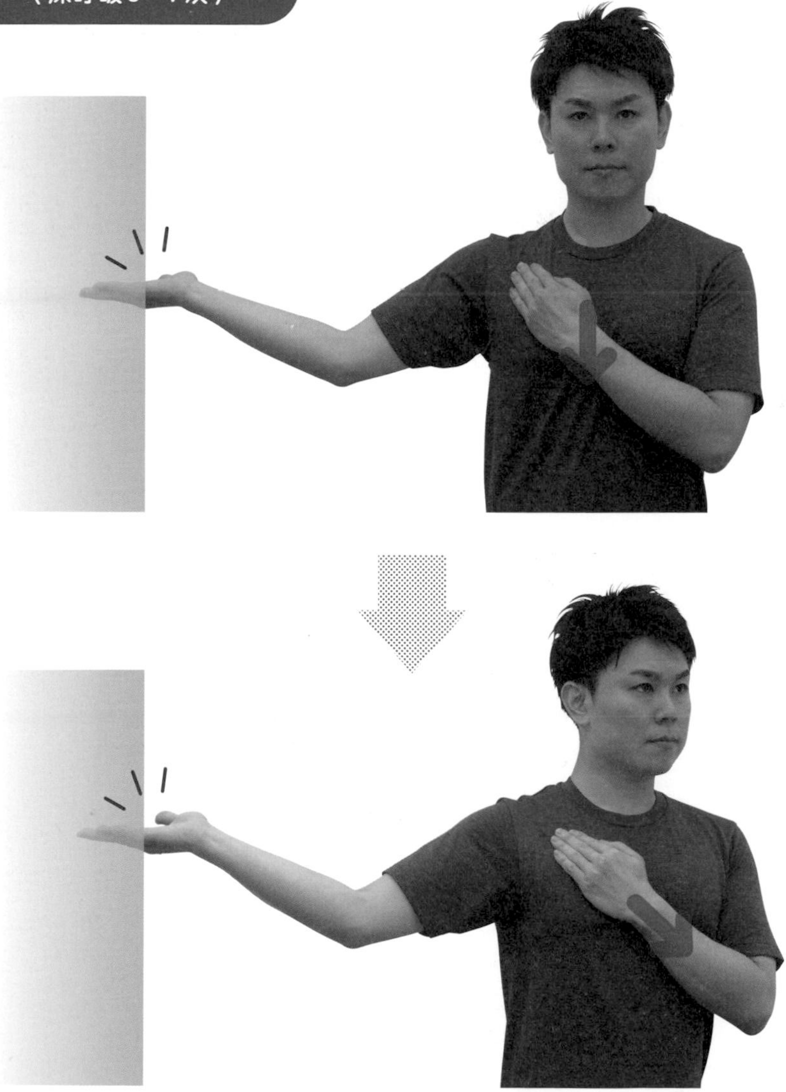

● 身體朝固定側斜下方地面方向移動。

\ 圓肩伸展 /
Stretch 2
背闊肌

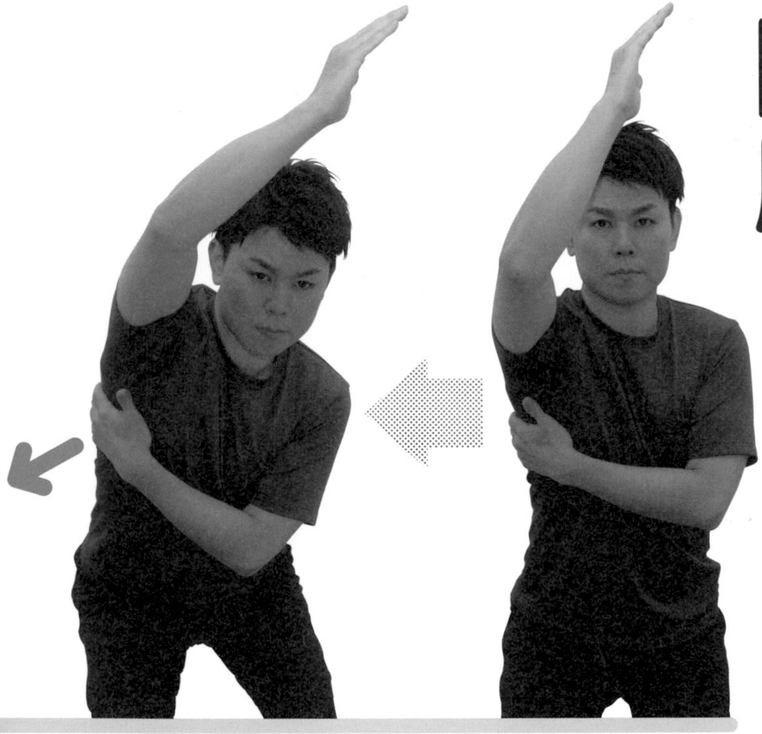

注意上半身要放鬆，不過度用力。

務必利用骨盆和膝蓋的動作伸展。

背貼牆站立

約30秒
（深呼吸5～7次）

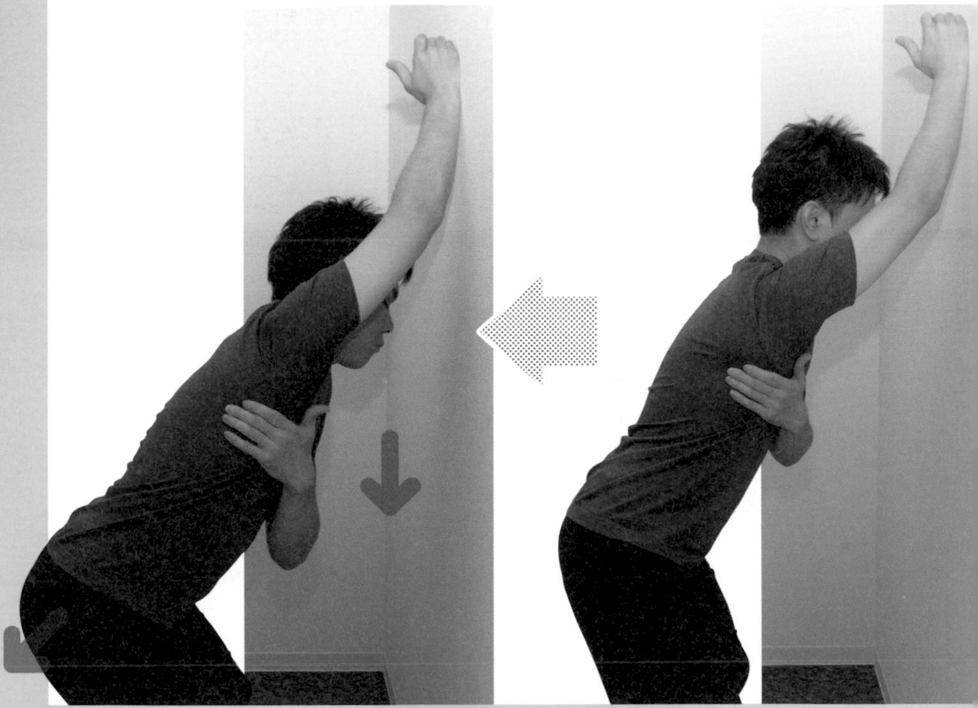

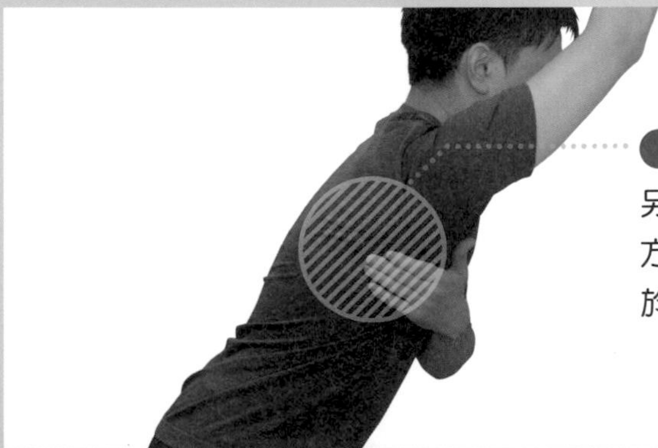

按壓處

另一側手掌固定在腋下下方。伸展側的小指側則固定於柱子或牆壁上。

\ 圓肩伸展 /

Stretch

3

前鋸肌

● 將雙臂向斜前方伸展。
後腦勺和部分背部貼牆。

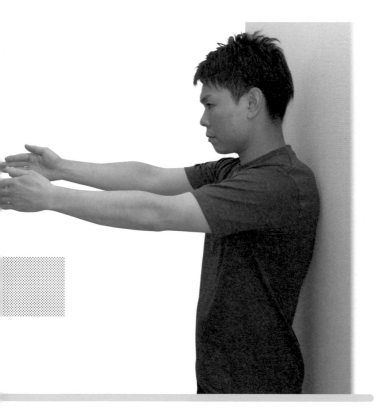

運動中請保持呼吸。後腦勺、背部貼牆，儘可能不留空隙。

背貼牆站立

每次5秒×5組
（用7至8成的力量）

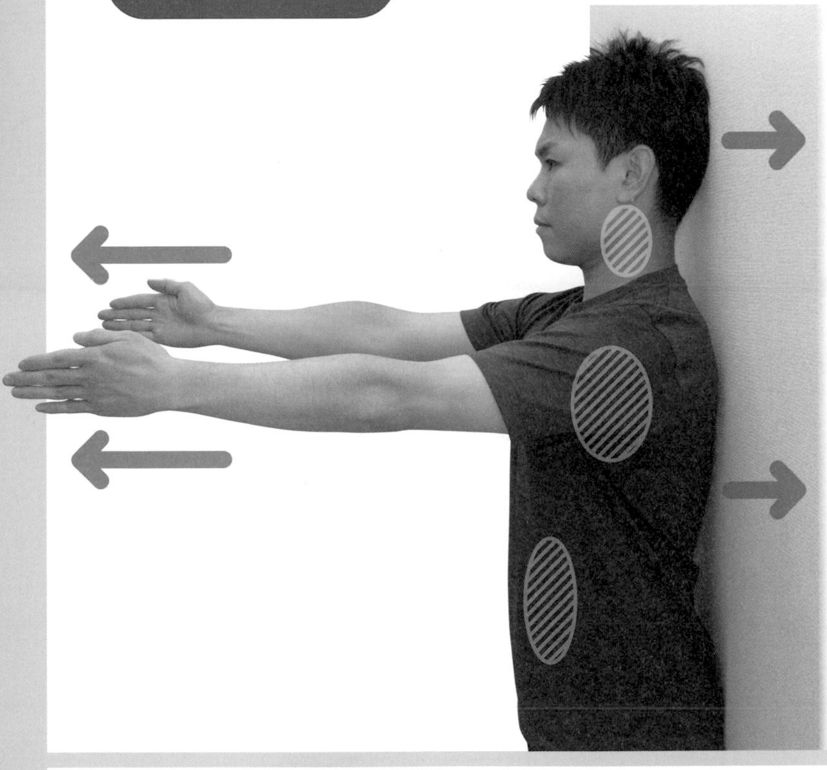

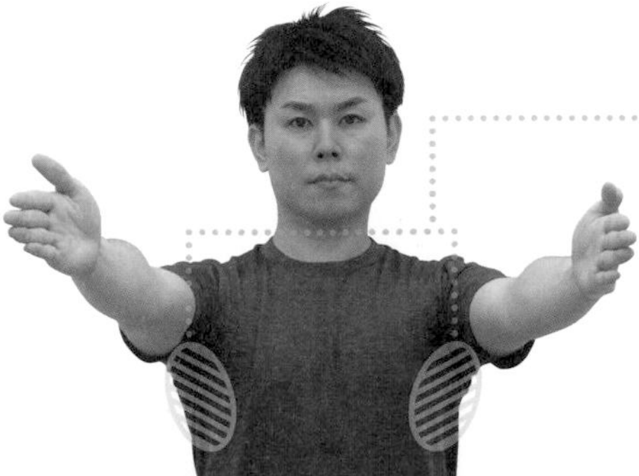

按壓處

後腦勺、背部貼牆，
儘可能不留空隙。

圓肩伸展

Stretch 4

中斜方肌、大小菱形肌

● 將雙手如翅膀般向斜下方伸展，
讓肩胛骨向脊椎中心靠近，
並同時將肩膀向地面下壓。

按壓處

後腦勺、背部貼牆，
儘可能不留空隙。

※建議利用牆角做伸展。

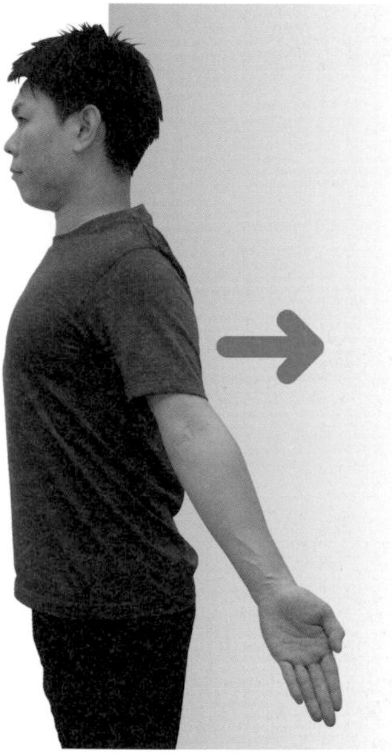

運動中請保持呼吸。儘可能縮小後腦勺
和背部與牆之間的空隙。

利用牆角

每次5秒×5組
（用7至8成的力量）

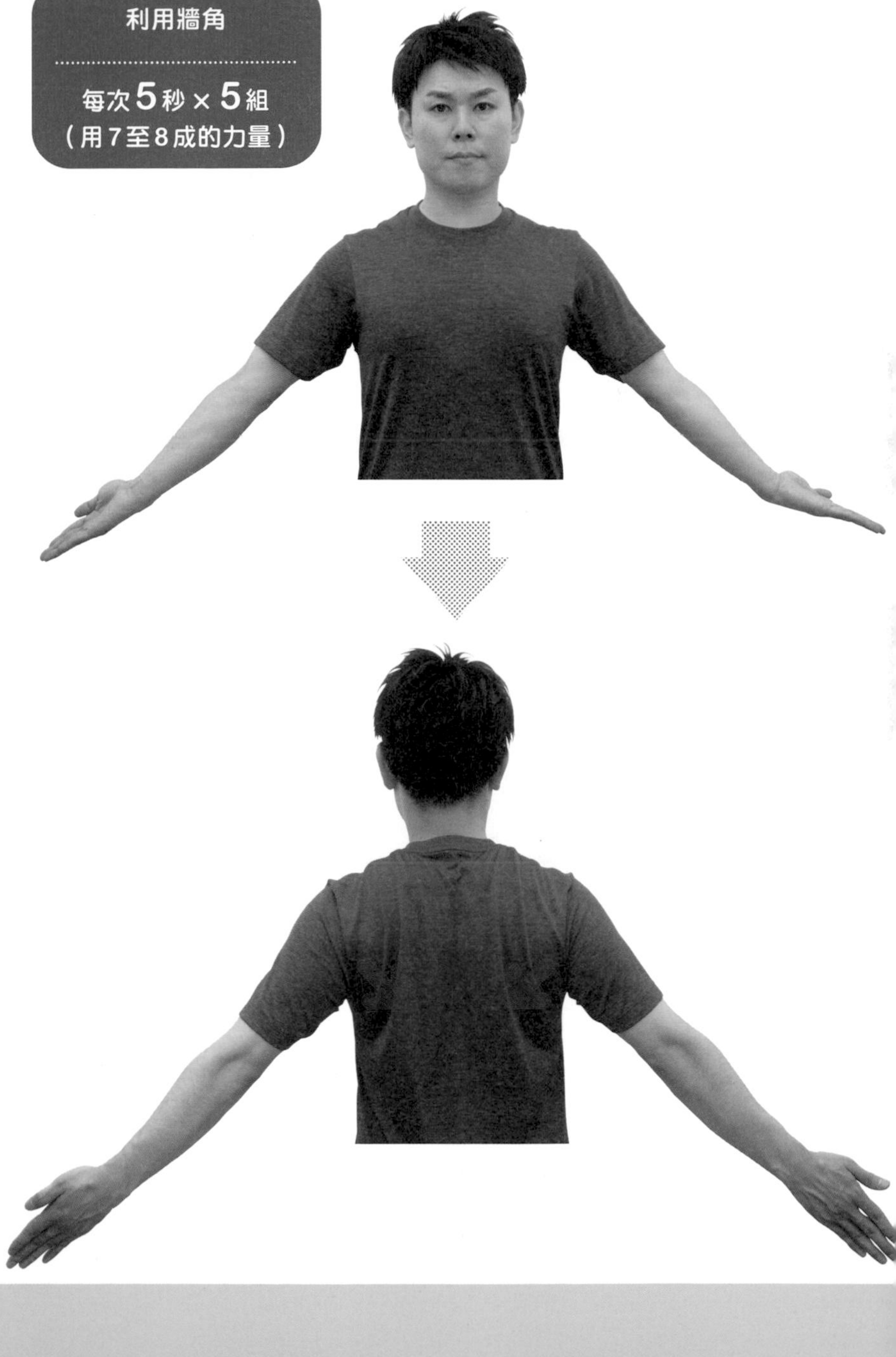

讓雙手離牆的萬歲運動！

圓肩伸展

Stretch 5

下斜方肌

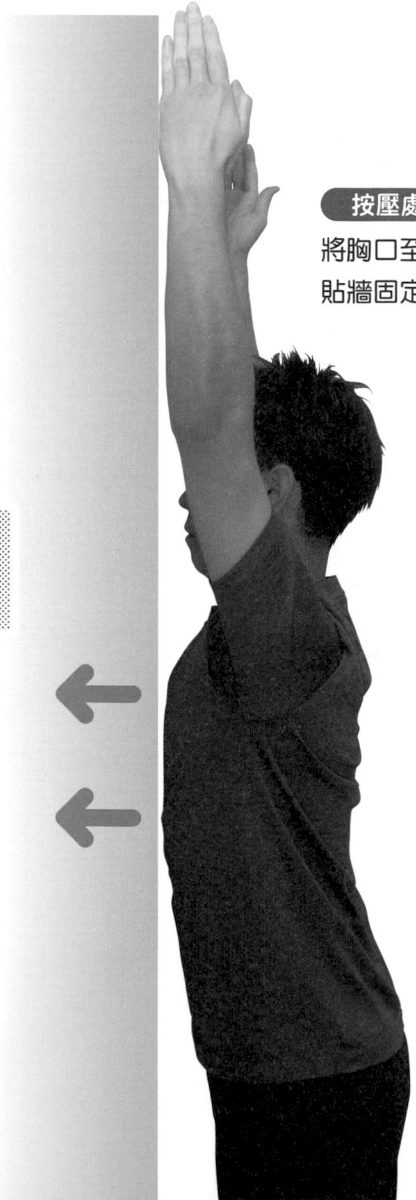

按壓處

將胸口至心窩
貼牆固定。

面對牆壁站立

每次5秒×5組
（用7至8成的力量）

運動中請保持呼吸，
並維持縮小腹狀態。

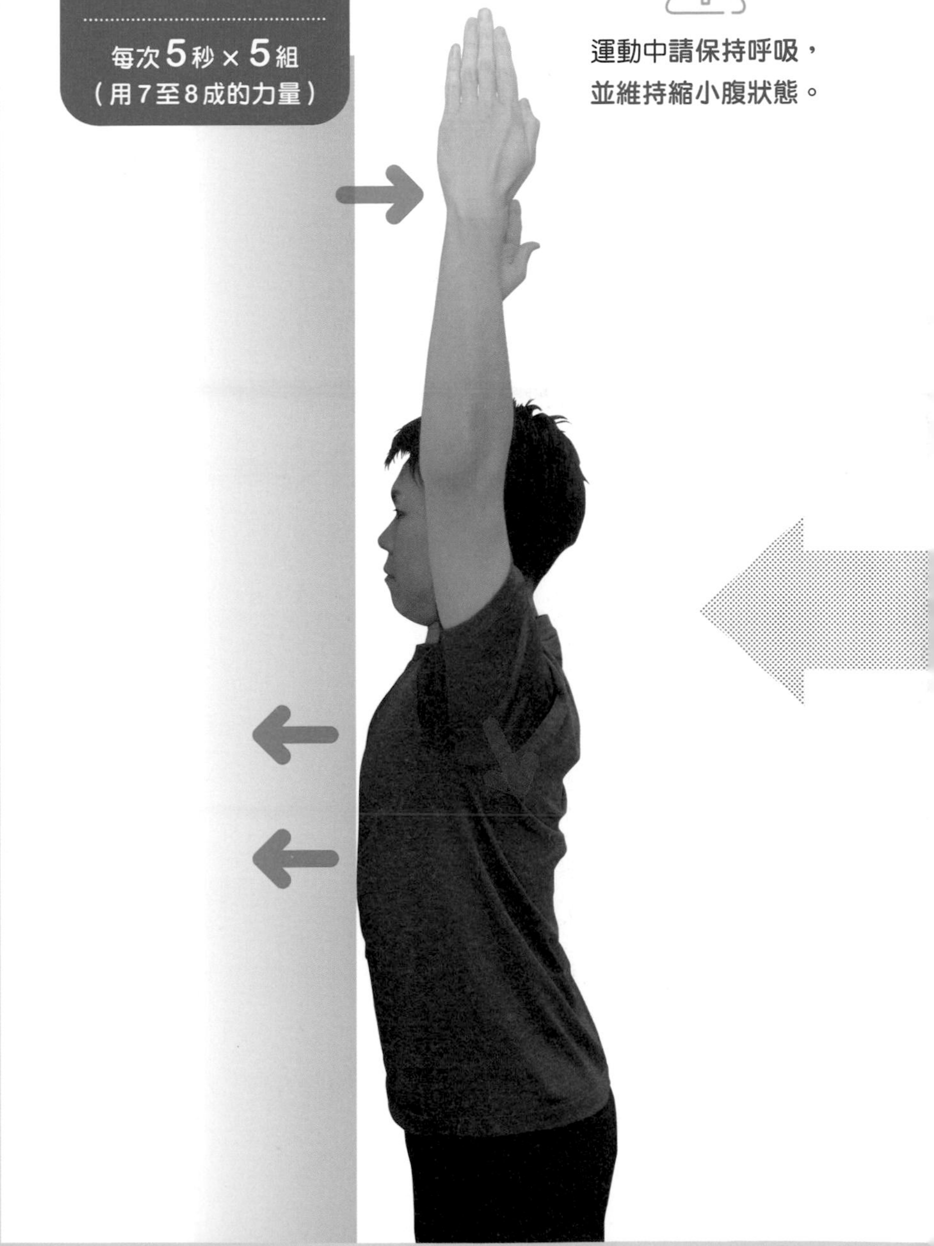

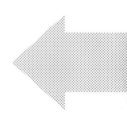

Section 4

改善圓背的伸展

圓背伸展 Stretch 1

腹肌（肘撐版）

● 將肚臍貼地，儘可能縮小腹，並維持上半身挺起的狀態。

運動中請保持呼吸，
並請維持縮小腹狀態。

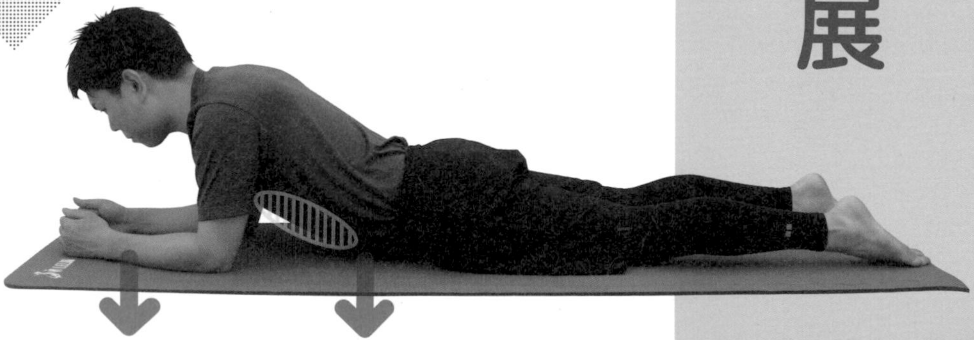

手肘撐地趴臥姿勢
（胸部從地面挺起）

約30秒
（深呼吸5〜7次）

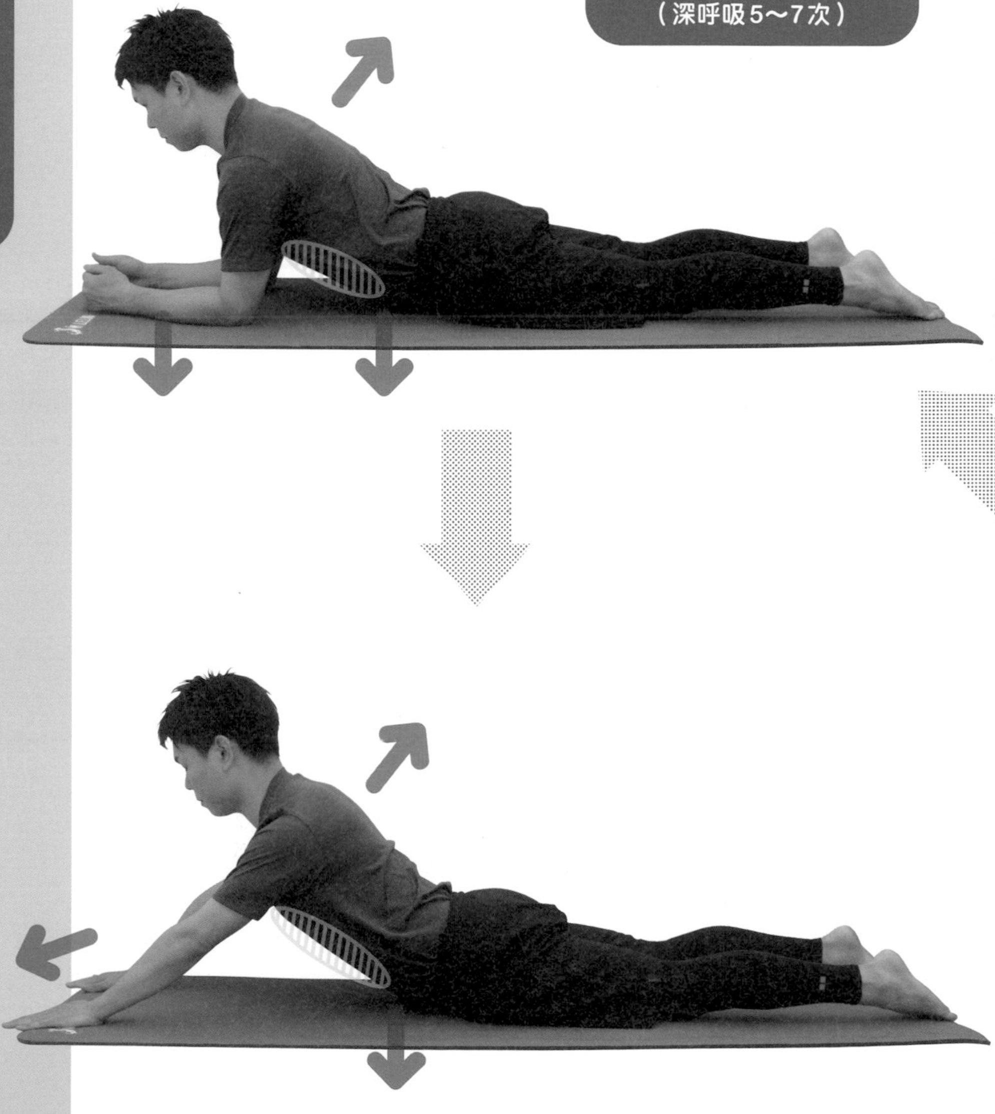

● 做出萬歲姿勢，縮小腹，
將臉和胸部靠近牆壁。

\ 圓背伸展 /
Stretch 2

背闊肌（胸椎伸展）

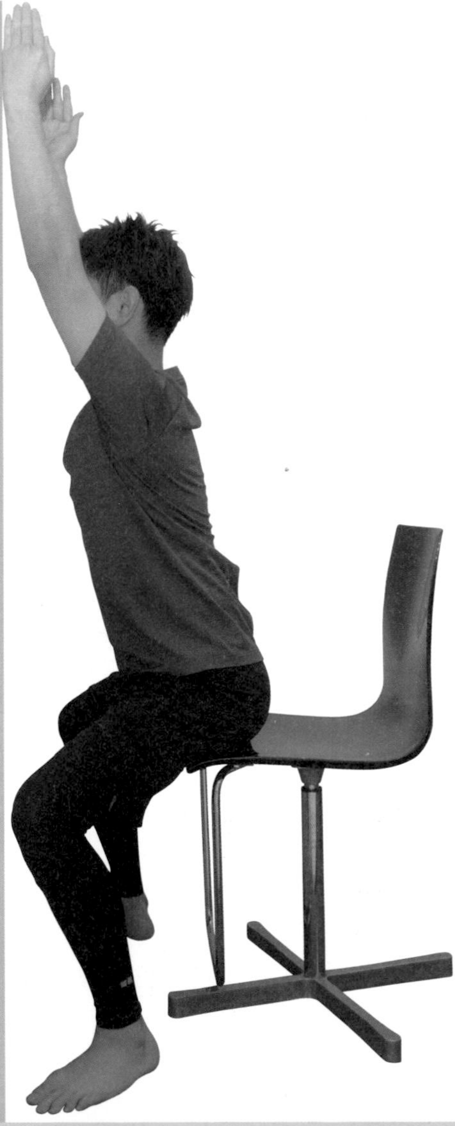

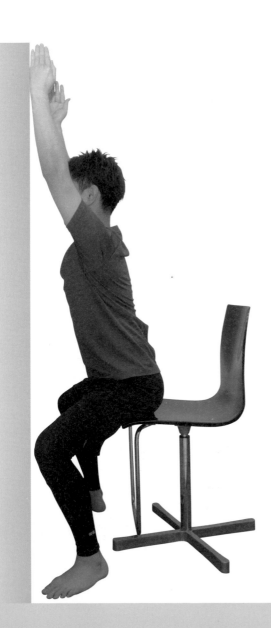

淺坐在椅子上，
雙手觸碰牆壁

每次5秒×5組

運動中請保持呼吸，並維持縮小腹狀態。

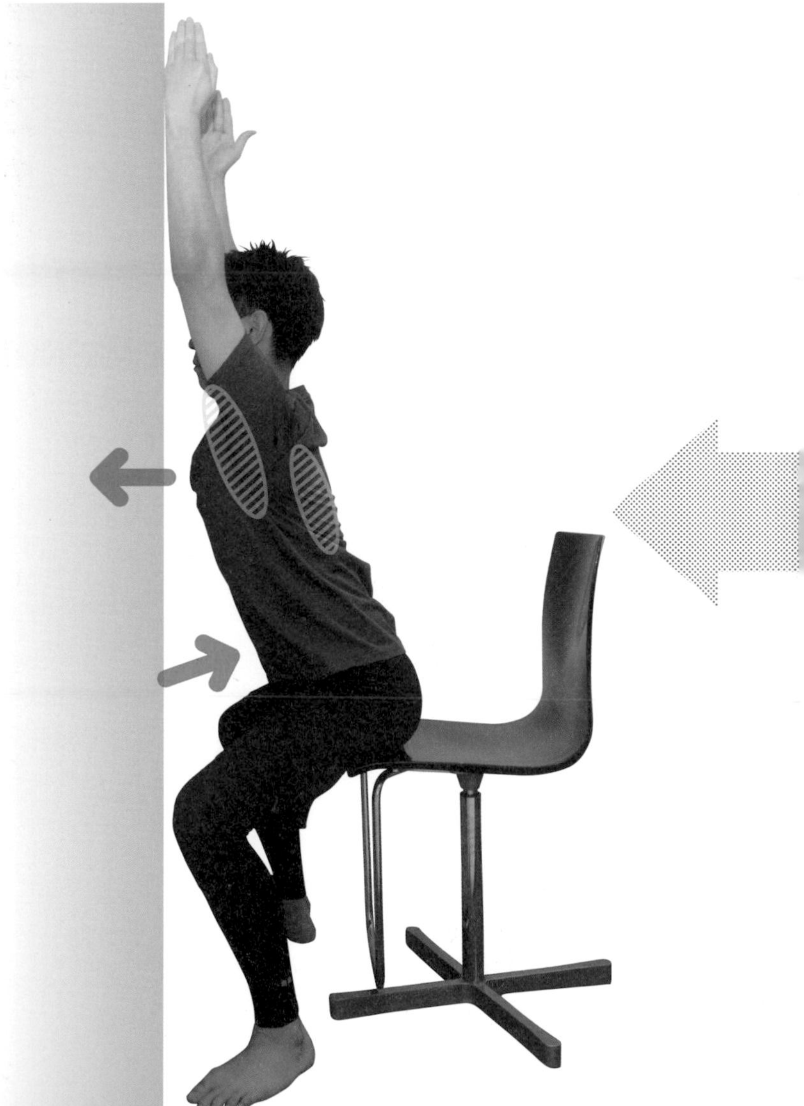

圓背伸展

Stretch 3

中斜方肌、豎脊肌

① 使骨盆呈現直立狀態，將骨盆與頭頂（髮旋）維持在一直線上。

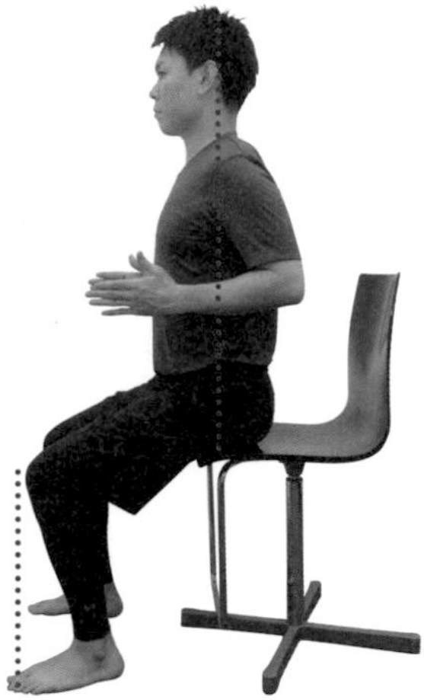

淺坐在椅子上

每次5秒×5組
（用7至8成的力量）

運動中請保持呼吸。維持骨盆向前傾的動作。運動時注意將下巴內收，勿抬起下巴。並注意縮小腹以避免腰向前凸。

※不使用椅子，改採深蹲姿勢能提高負荷。

② 將身體想像成一塊板子，以髖關節為中心，維持身體向前傾倒的姿勢。

③ 將向前伸展的手臂向後彎曲，並向天花板方向移動（維持）。

※重複動作。

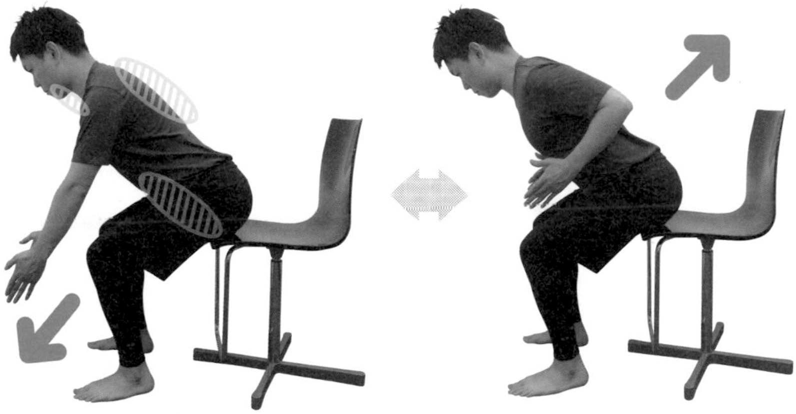

【加重負荷的方法】

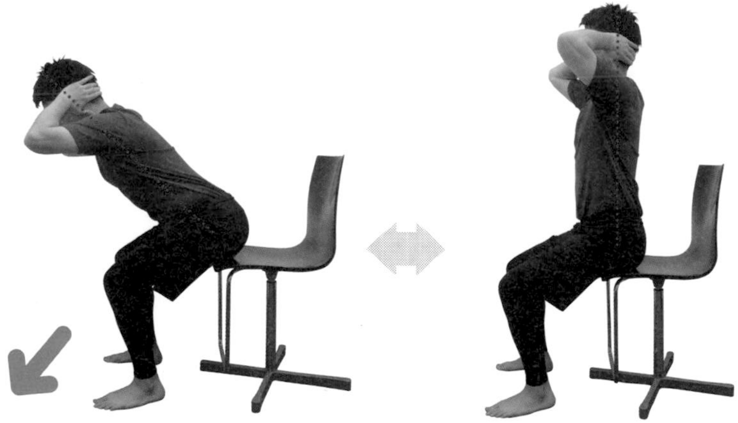

Section 5

改善腰椎前凸的伸展

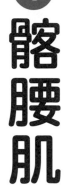

＼ 腰椎前凸伸展 ／

Stretch 1

髂腰肌

① 單腳屈膝跨步，另一隻腳向後伸展。挺胸朝向前方。

② 若為左腳伸展時，將左邊骨盆靠近地面，身體則向右傾倒。

※重複動作。

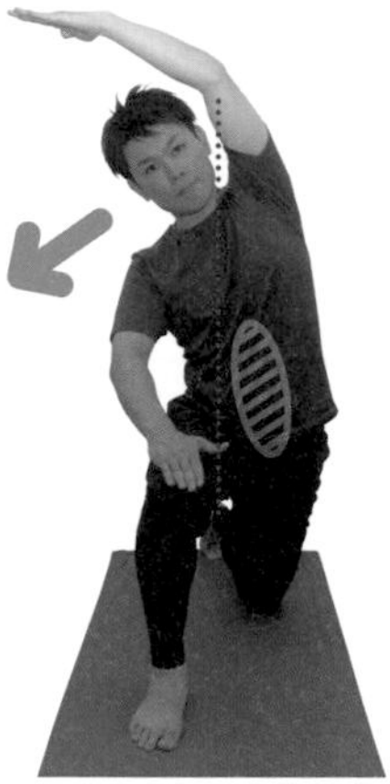

※伸展腰大肌時，則應伸展手臂，讓身體側傾。

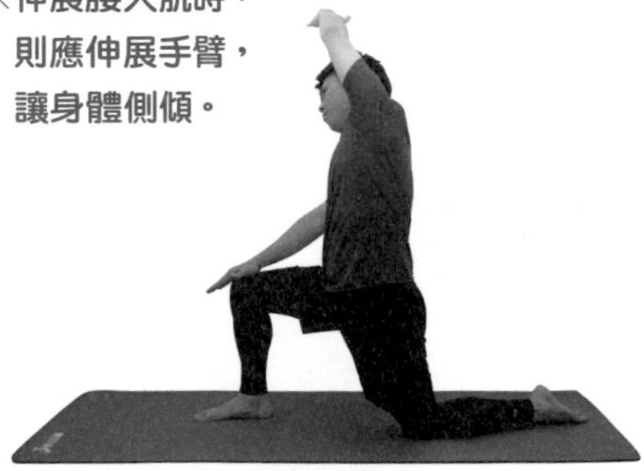

在較柔軟的地板上伸展

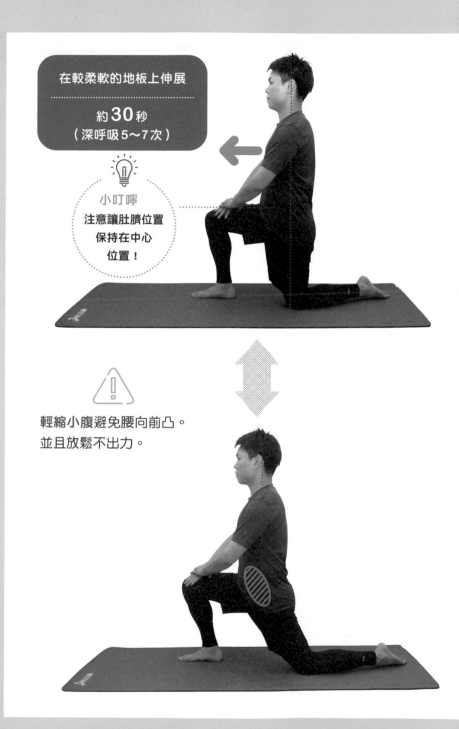

約**30**秒
（深呼吸5～7次）

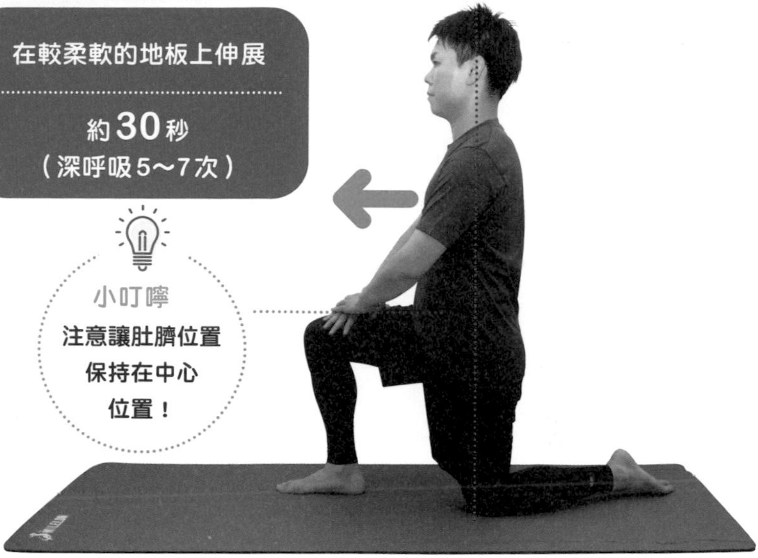

小叮嚀
注意讓肚臍位置保持在中心位置！

輕縮小腹避免腰向前凸。
並且放鬆不出力。

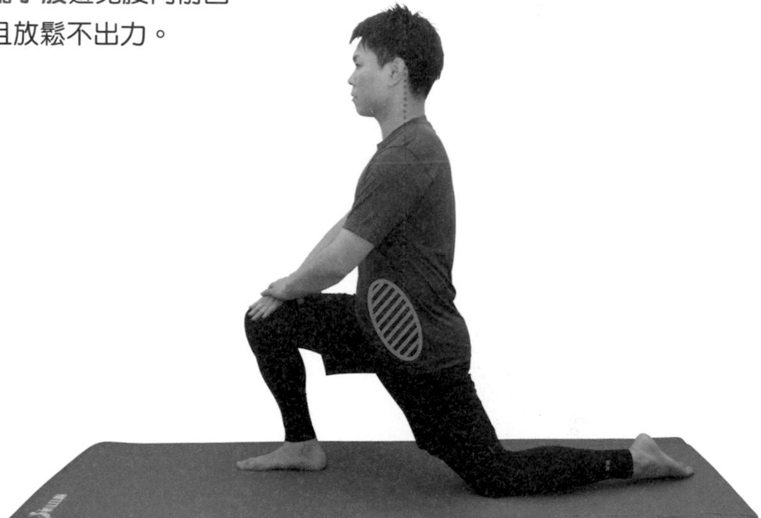

＼ 腰椎前凸伸展 ／

Stretch

2

腰部豎脊肌

① 仰躺抱膝。

② 將兩側膝蓋拉近胸部。

※重複①②的動作。

在較柔軟的地板上
伸展

約30秒
（深呼吸5～7次）

小叮嚀

將雙腳打開
並以雙手輔助
較容易操作！

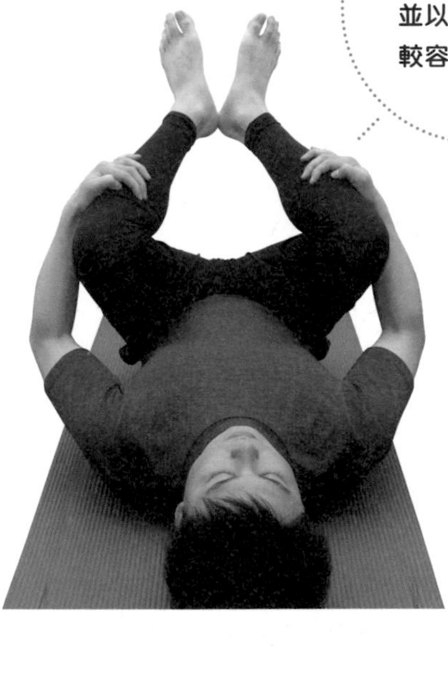

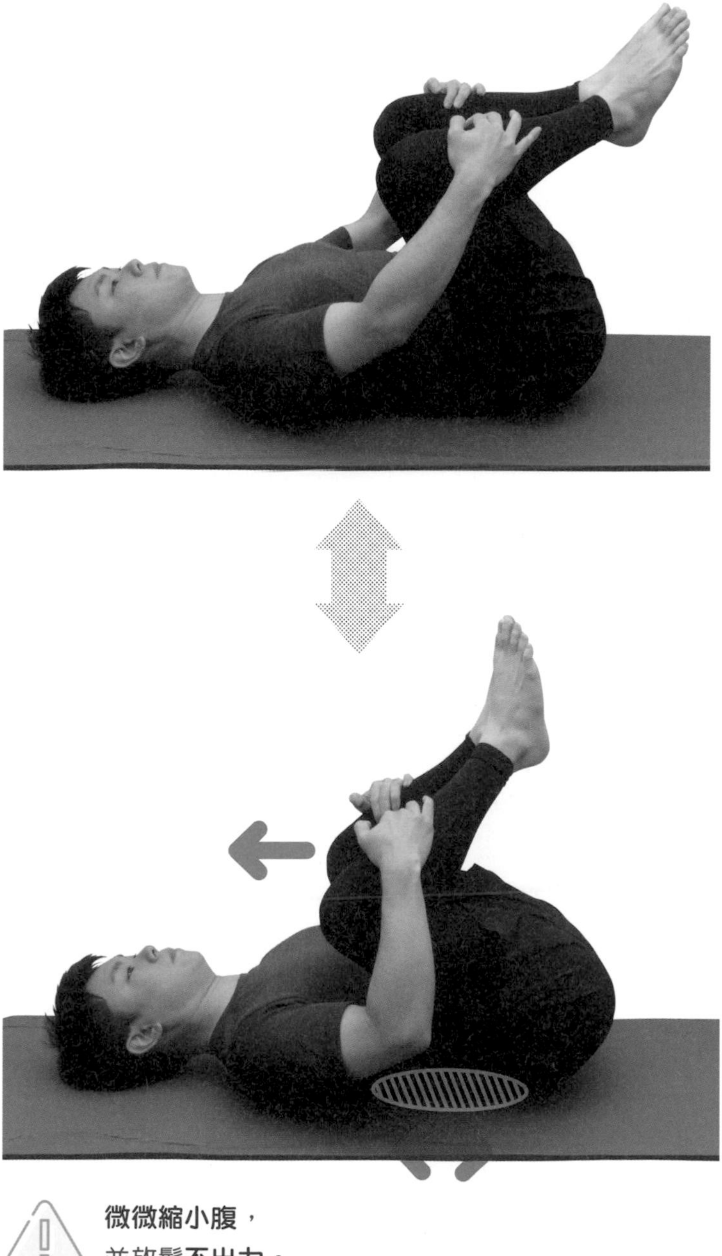

微微縮小腹，
並放鬆**不出力**。

腰椎前凸伸展

Stretch 3

腹肌、腹橫肌

① 從雙腳屈膝，雙肘撐地，支撐起身體的姿勢開始。

② 骨盆向後傾，並試著讓恥骨接近臉部。

③ 維持姿勢。

※重複①～③的動作。

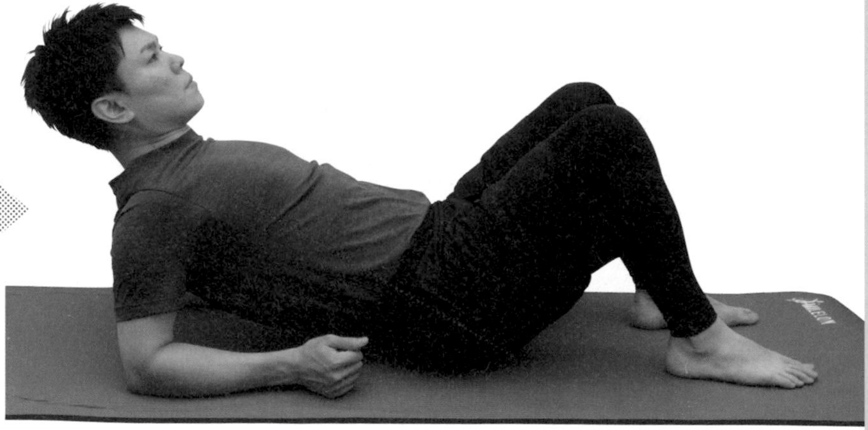

在較柔軟的地板上
伸展

每次5秒×5組
（用7至8成的力量）

小叮嚀
只動下腹，
其他部位
則放鬆不出力！

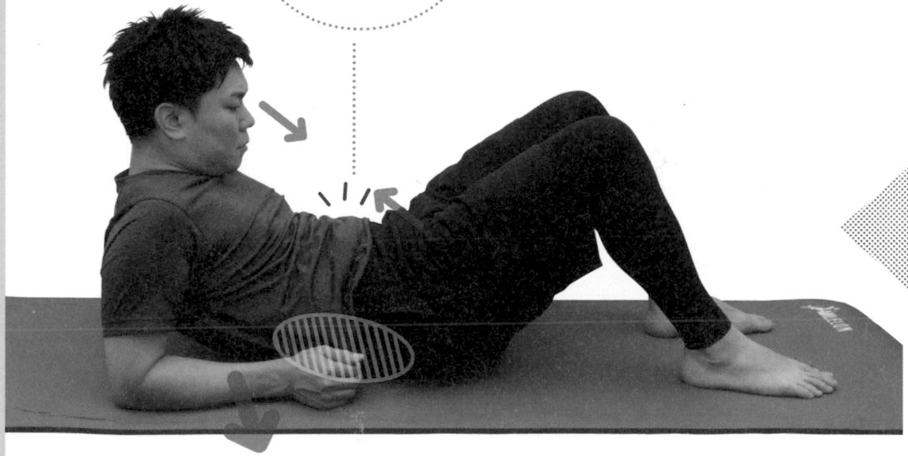

運動中請保持呼吸。
回歸放鬆姿勢時吸氣。

Section 6

改善骨盆歪斜、腰椎後凸的伸展

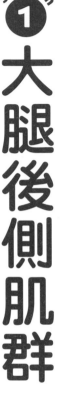

骨盆歪斜伸展

Stretch 1

大腿後側肌群

① 支撐腳的膝蓋呈 90 度，伸展腳的膝蓋伸直，腳跟碰地。

② 骨盆直立。

③ 不彎腰，以髖關節為中心，讓骨盆稍微前傾。

※重複①～③的動作。

坐在椅子上

約30秒

（深呼吸5～7次）

注意**縮小腹**以避免腰向前凸。並且放鬆**不出力**。

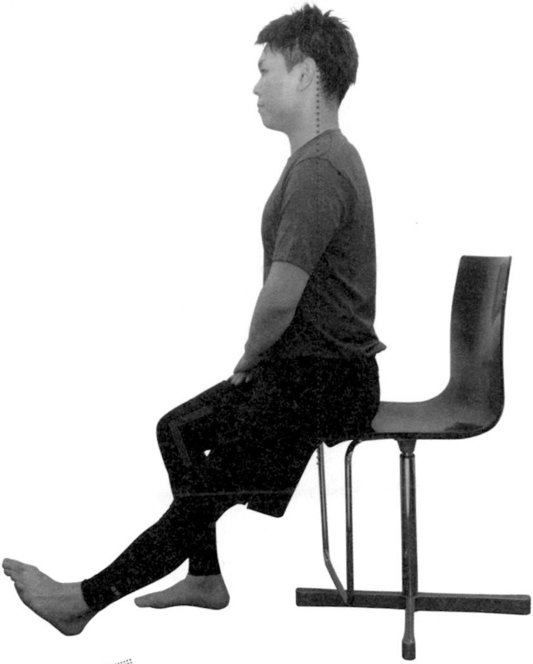

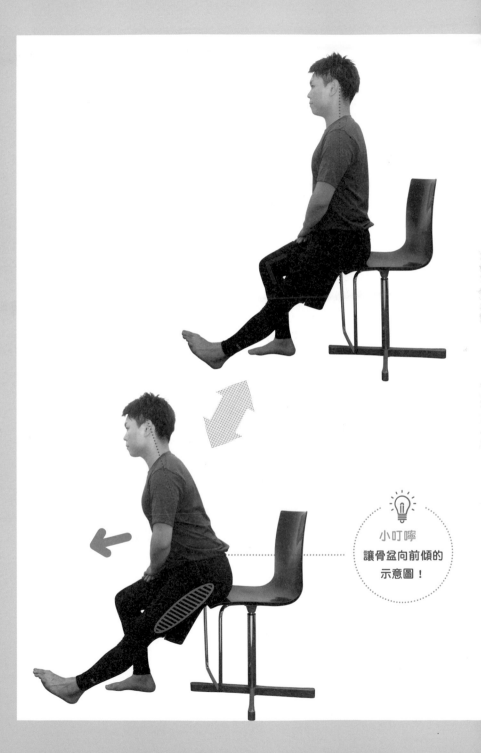

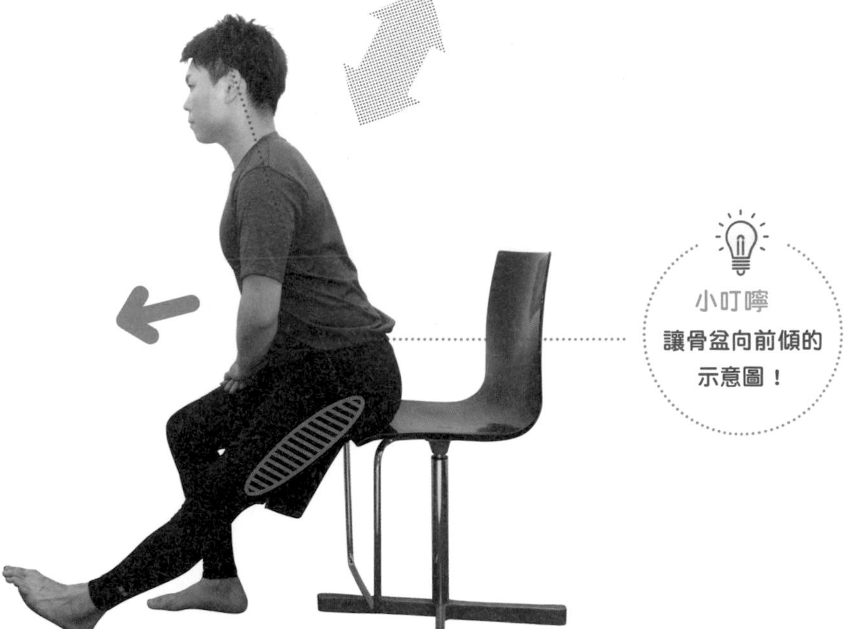
小叮嚀
讓骨盆向前傾的
示意圖！

\ 骨盆歪斜伸展 /

Stretch 2

外旋肌群、臀肌

① 支撐腳的膝蓋呈現 90 度踩地。
伸展腳的膝蓋彎曲，
並將腳踝固定在對側大腿外側。

② 雙手抱膝靠近胸口。

③ 骨盆直立，並將肚臍和胸口靠近膝蓋。

④ 維持姿勢伸展。

※重複①～④的動作。

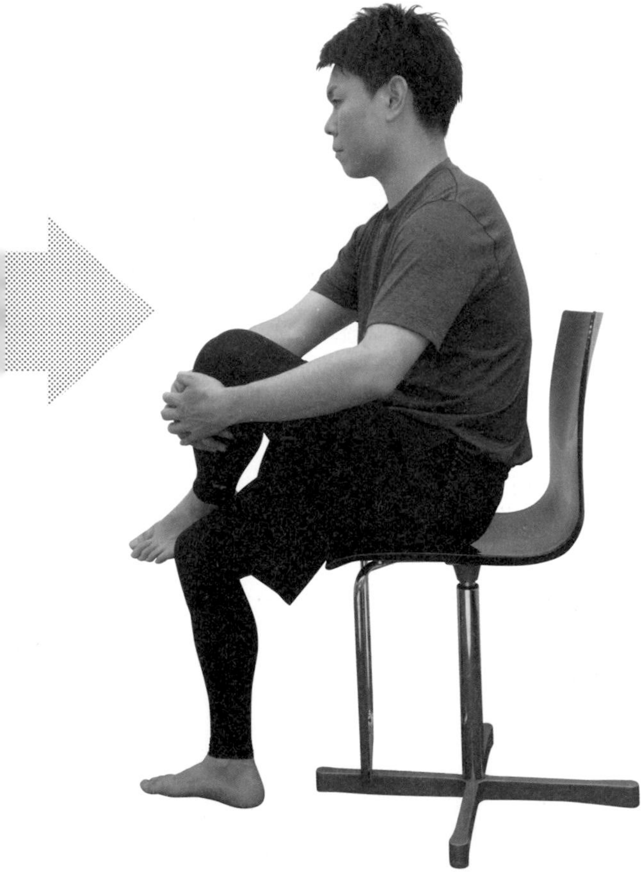

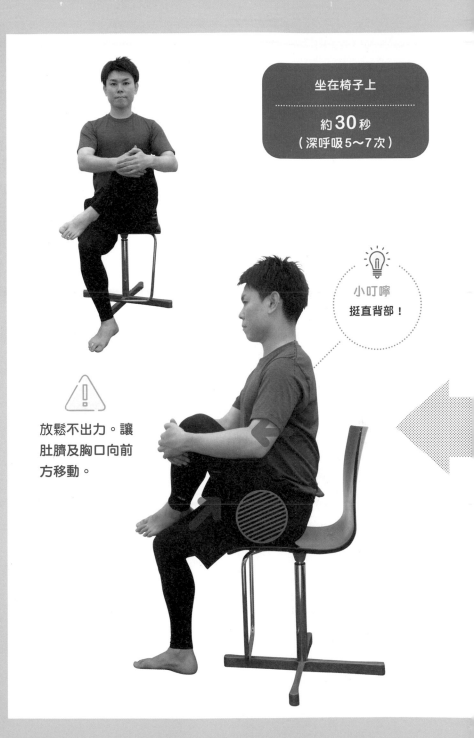

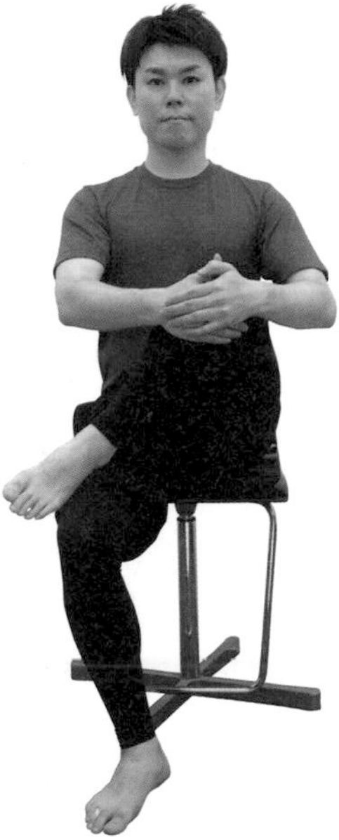

坐在椅子上

約30秒
（深呼吸5～7次）

放鬆不出力。讓肚臍及胸口向前方移動。

骨盆歪斜伸展

Stretch 3

臀大肌（臀部向後伸展的深蹲）

① 雙腳打開與腰部同寬。
讓膝蓋超過腳尖，並將臀部向斜後方伸展，
避免彎腰（身體倒向前方）。

② 恢復原本的姿勢，再重複上一個姿勢。

※重複①②的動作。

坐在椅子上

每次5秒 × 5組

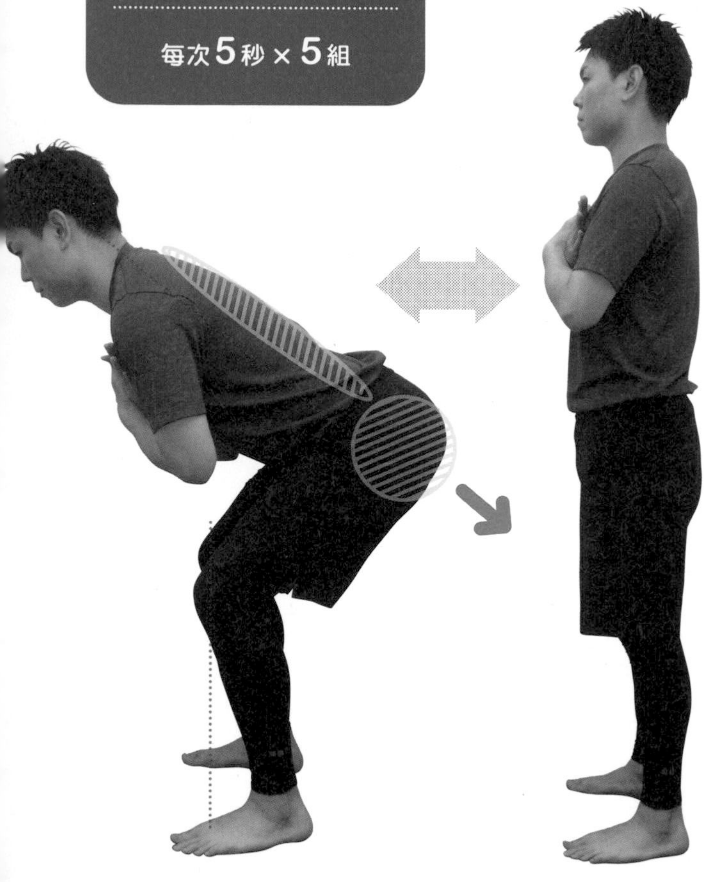

運動時請保持呼吸。
注意讓臀部向後方伸展，避免彎腰。

【加重負荷的方法 ①】

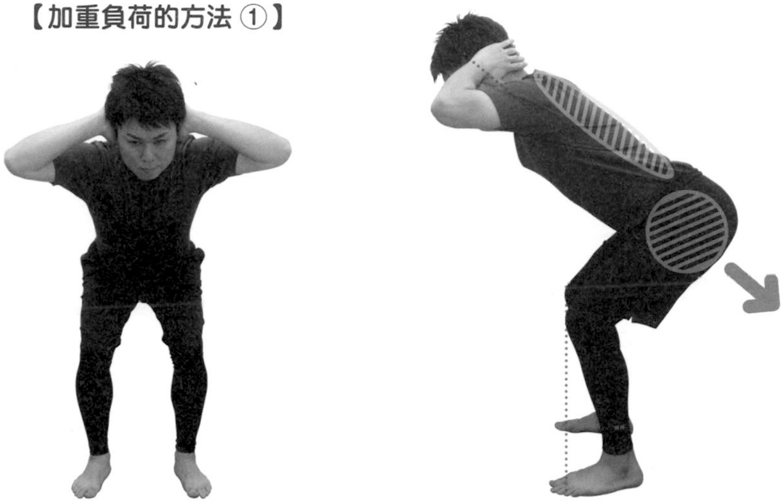

【加重負荷的方法 ②】

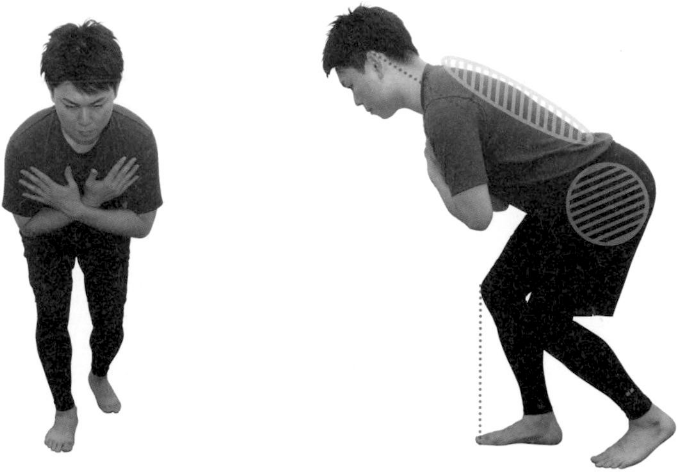

骨盆歪斜伸展

Stretch 4

強化髂腰肌

① 雙腳膝蓋呈現 90 度。

② 雙手固定在椅面上。

③ 骨盆直立，維持姿勢，以髖關節為中心，
將膝蓋向上抬。

※重複①～③的動作。

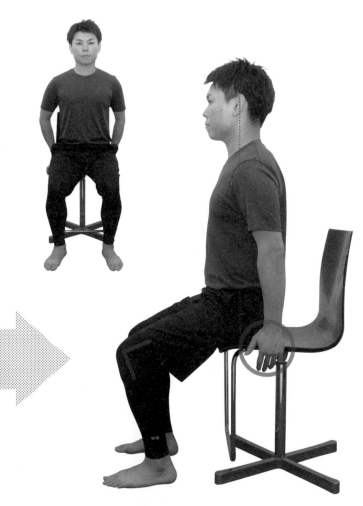

運動時請保持呼吸、彎腰。

淺坐椅子

每次5秒×5組
（左右側皆伸展）

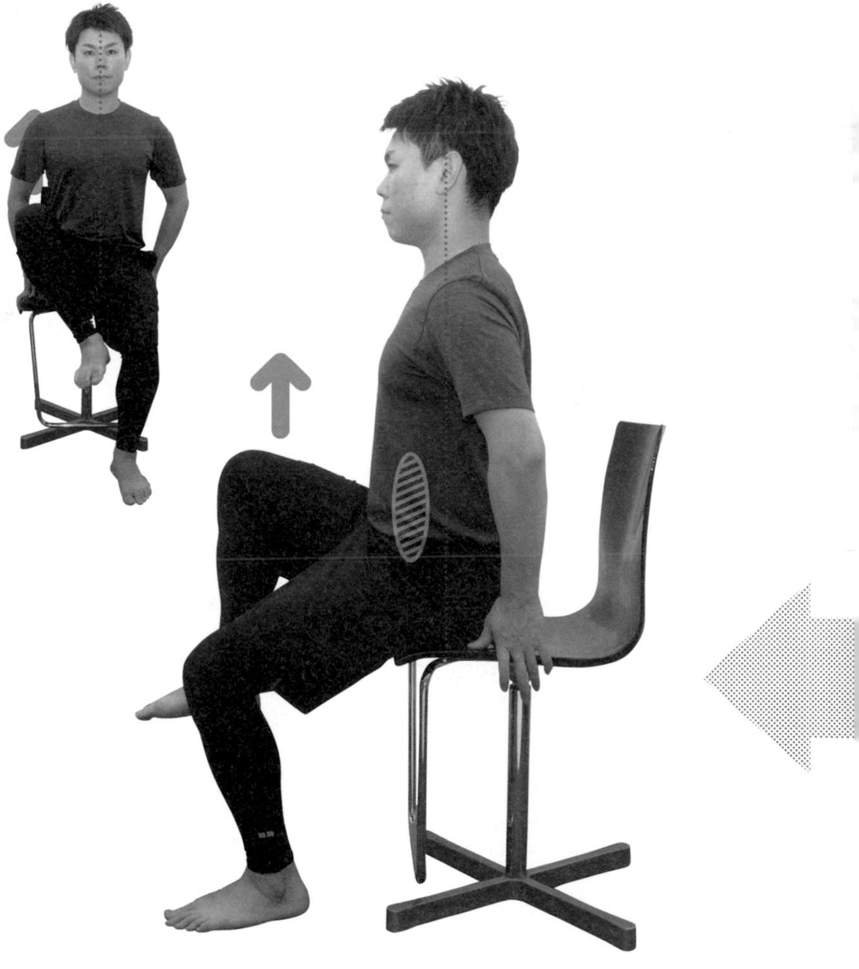

確認腰椎前凸、後凸的方法

「腰椎後凸」其實是我自創的名詞。由於近年經常使用智慧型手機的生活習慣，使人們從過去常見的「腰椎前凸」症狀，轉為腰向後方傾倒的「腰椎後凸」症狀。請參考本書內容，並檢視自己屬於哪一種症狀。

確認方法

1 背靠牆站立（腳跟離牆約 2cm）
背部輕輕碰到牆壁。

2 確認心窩以上背部與牆面之間的空隙。

空隙未滿2個手掌厚度 ➡「腰椎前凸」的可能性較高。

空隙明顯能放入2個手掌以上的厚度 ➡「腰椎後凸」的可能性較高。

3 當肚臍以上腰部與牆面之間的空隙能放 3～4 個手掌時
➡ 為典型「腰椎前凸」的特徵。

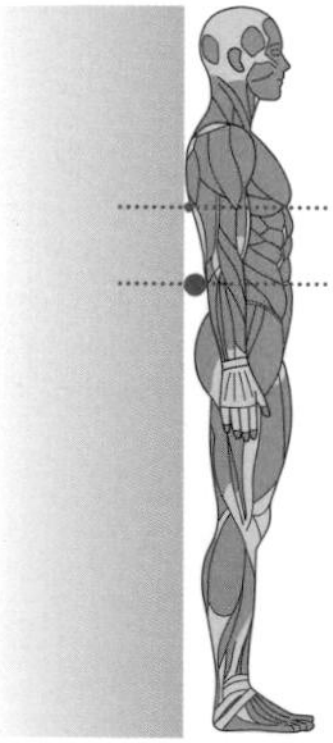

確認點①

心窩位置

腰椎前凸 ➡ 未滿2個手掌厚度

腰椎後凸 ➡ 超過2個手掌厚度

確認點②

肚臍位置

腰椎前凸 ➡ 能放 3～4 個以上的手掌厚度

CHAP.

4

造成僵硬、疼痛的習慣和環境OUT！

Section 1

久坐辦公篇

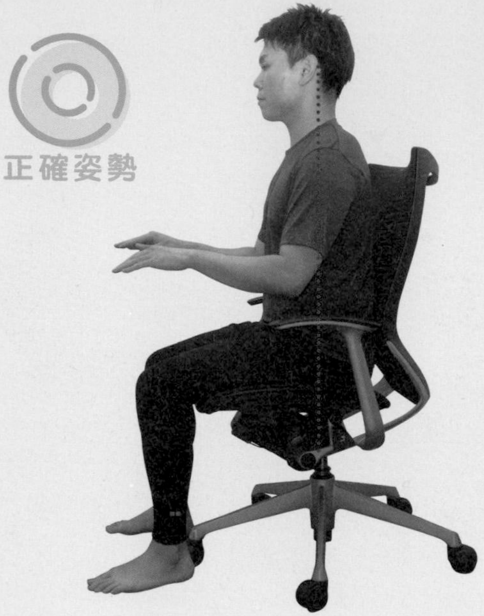

NG環境與建議環境

使用電腦時，若身體與頭部不在同一條垂直線上，容易導致肩頸僵硬。此外，當椅子過低，便容易過度使用背部肌肉；而當桌子過低時，則容易駝背，並使作業時頭和脖子前傾，亦容易導致脖子和背部僵硬、緊繃，使姿勢不良的情形更加嚴重。

隨著筆電普及，最近市面上出現許多小道具可以讓我們在使用筆電時能更為舒適。特別是使用筆電時，我們的視線容易朝下，導致頭部向前傾，因此電腦專用支架與鍵盤的必要性也跟著提升。

NG 姿勢

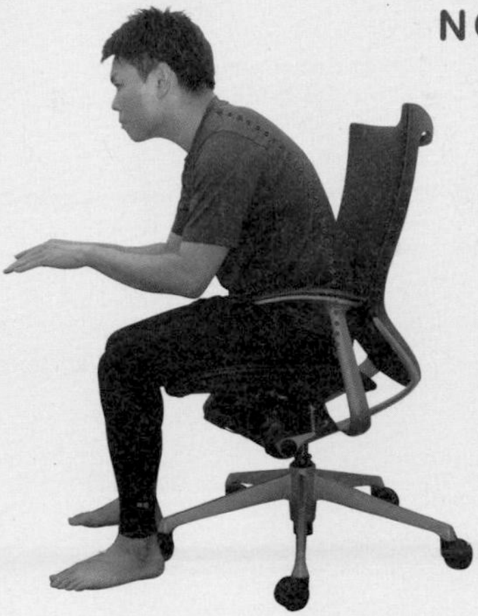

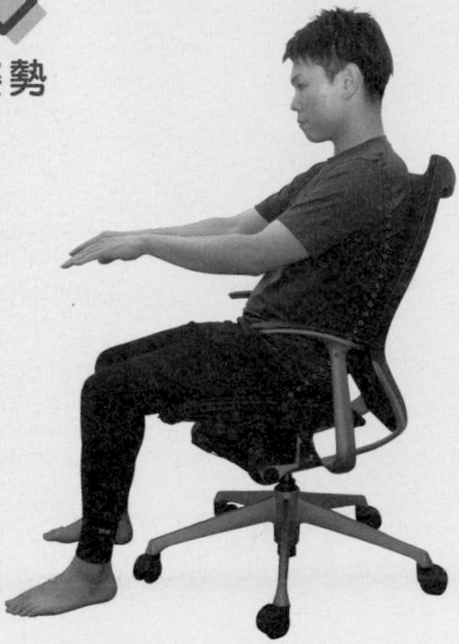

常見的NG動作

使用電腦時臀部坐太前面，身體靠在椅背上

使用電腦時頭部與上半身前傾

桌子與椅子的高度不合

身體離桌子太遠或太近

使用筆電的NG動作

雖使用專用電腦支架，但筆電鍵盤也同時擺在高位

將筆電過度傾斜，導致操作時手腕彎曲角度過大

建議的電腦操作環境

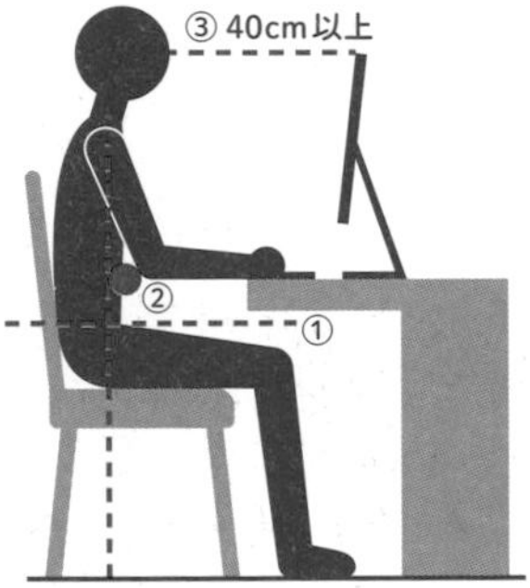

● 理想的畫面高度，應為坐下時**視線對齊電腦畫面（螢幕）上端的位置**。

▶ 以此位置為基準微調。使**「額頭位置」**或**「鼻尖位置」**對齊畫面上端，且脖子處於舒適的狀態。

● 使用筆電時，**應另外準備筆電專用支架及外接鍵盤。**有些人雖會另外準備專用支架，卻沿用筆電上的鍵盤。此時會過度使用手腕及手的肌肉，務必另外準備外接鍵盤。

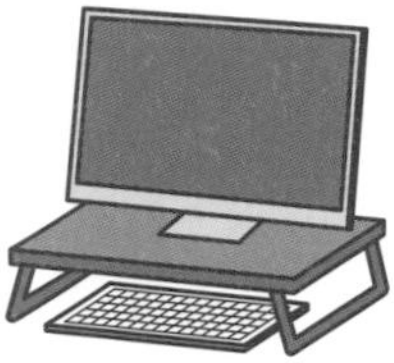

電腦增高架

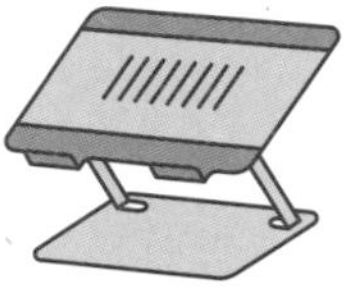

筆電支架

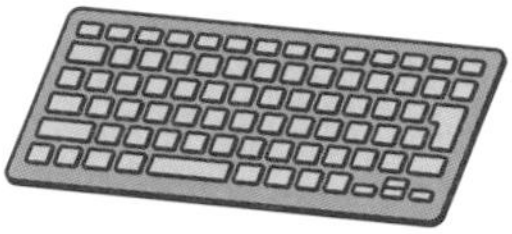

外接鍵盤

● 請維持正確姿勢，**讓螢幕與眼睛保持40公分以上的距離吧。**

● 使用能調整高度的桌子時，請選擇能調整60～74公分範圍內的種類。椅子則應選擇椅面離地37～45公分的種類，附靠枕尤佳。

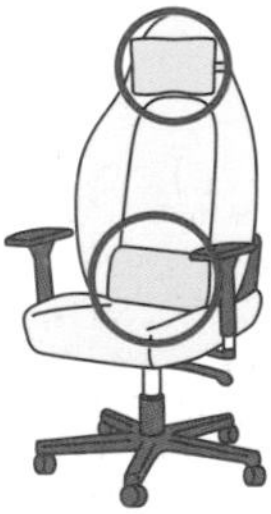

靠枕＆頸枕

打造適合自己的電腦使用環境以及選擇尺寸的順序

①選擇椅子（設定椅面高度）

將椅子設定在**髖關節彎曲角度小於90度**的高度。（大腿不至於與地面平行的高度※約為80～85度）。

②桌子高度設定

先將手臂放下，垂直於地面。接著**將手肘彎曲90度，將前臂和地面呈現平行位置。**再將桌子高度調整至剛好讓手碰得到鍵盤的位置。手肘擺放位置，應比肩膀**與地面的垂直線再往前一個拳頭距離的位置**最為合適。

③桌椅距離設定

可以桌上螢幕與臉之間的距離設定。**基本上應設定超過超過40㎝以上的距離。**

④桌椅配置

當桌椅位置正確配置時，骨盆應位於椅面深處。若螢幕位於桌面深處，便應該讓椅子更靠近桌子；而當螢幕較靠近桌緣時，椅子就應離桌子遠一點。

⑤腳底位置

請儘可能讓腳底貼地。腳底無法貼地時，建議使用凳子。只靠身體後側肌肉並不足以維持良好姿勢。當雙腳踩穩地面時，將能分散力量，使肌肉無需耗費太多能量。

Section 2

在家放鬆姿勢篇

NG 姿勢

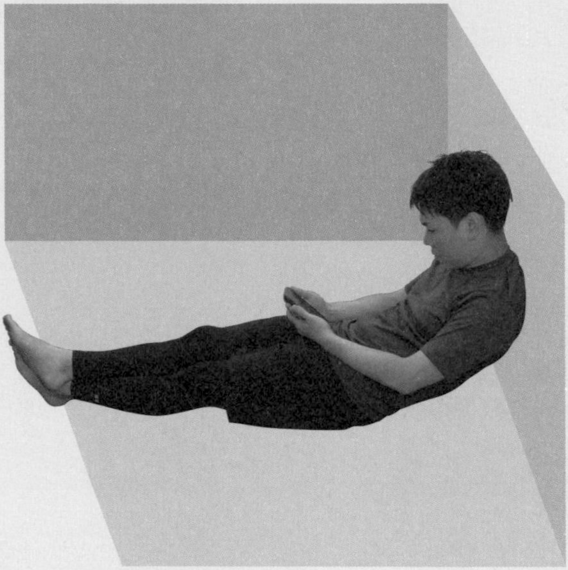

靠牆席地而坐的ＮＧ姿勢

在家放鬆時，最應注意的是坐在「沙發」及「和室椅」上的坐姿。尤以習慣坐在這類座椅滑手機現代人，更應特別留意**骨盆與脖子傾斜問題。**

多數沙發都會設計為柔軟、向後方傾斜的款式，因此當靠在椅背上滑手機時，**會**

建議姿勢與環境

建議姿勢重點如下3點

❶ 骨盆與臀部儘量靠近牆壁及椅背。

❷ 雙腳膝蓋彎曲踩地。腳儘可能靠近臀部。

❸ 將手肘放在雙腳膝蓋上，抬高手機至視線高度。

儘量讓頭部位於骨盆前方！

建議姿勢

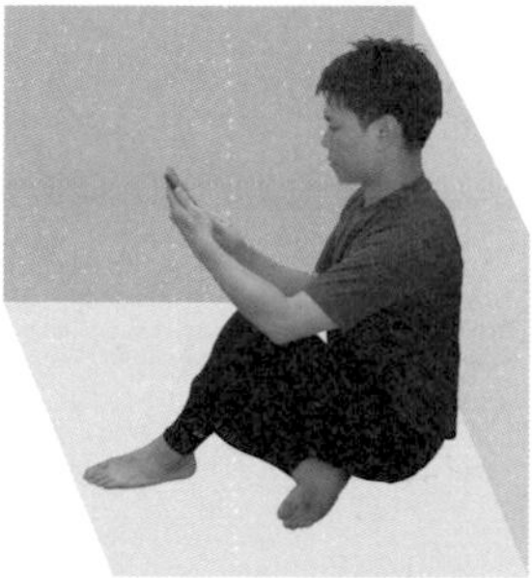

建議姿勢

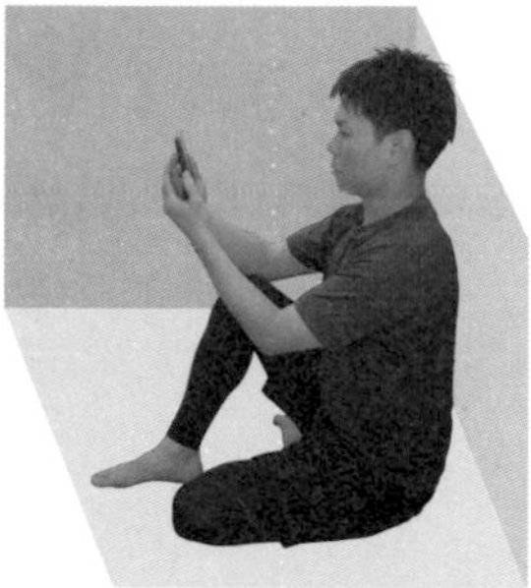

使骨盆後傾，並導致腰椎失去生理弧度（與生俱來的弧度）。此外，這個動作還會使脖子由根部向前傾，容易導致頸椎僵直和簡訊頸。

坐和室椅時，除了呈現上述的坐姿外，雙腳也會同時向前方伸展。這種姿勢會使**大腿內側的肌肉（大腿後側肌群）受到拉扯，容易使骨盆後傾。**最後容易導致頸部前側的肌肉緊繃、縮短，加速頸部僵硬及姿勢惡化。

若椅背能夠調整，儘量減少椅背向後傾斜的角度，如此便可以儘量減少骨盆後傾的角度。

Section 3

開車姿勢篇

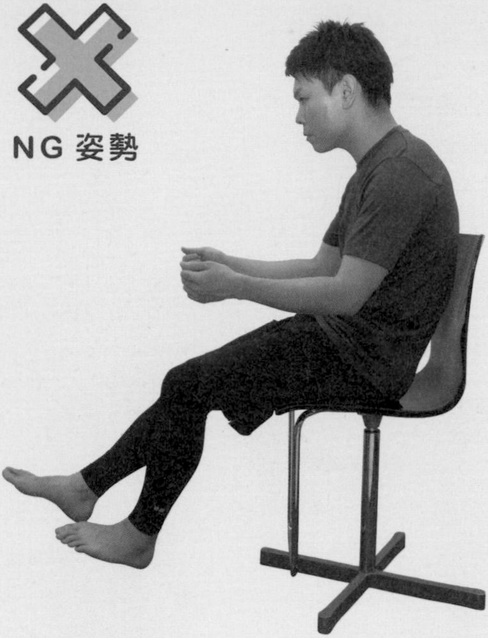
NG 姿勢

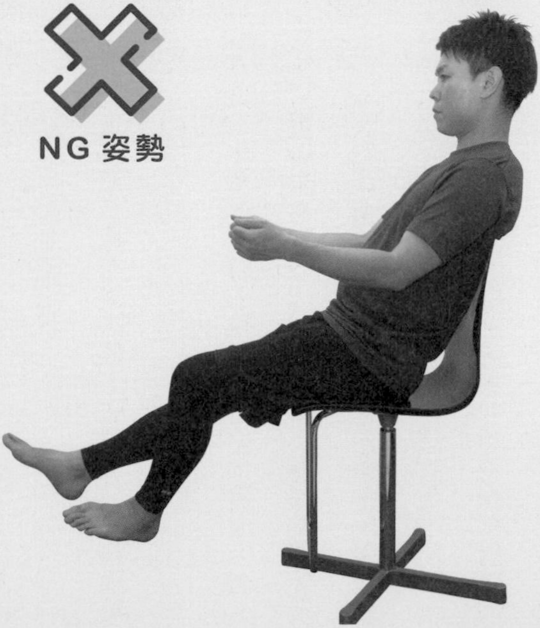
NG 姿勢

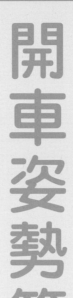

建議姿勢與環境

請儘量**避免讓身體過於依靠椅背**。此外，也建議能**在腰部後方和背部至頸部兩處擺放靠枕或專用支撐**。這麼做特別有助於減輕部分頸部肌肉的負擔，因此也能減輕僵硬及疼痛狀況。而駕駛時間超過1小時以上時，也請務必稍作休息。

建議姿勢

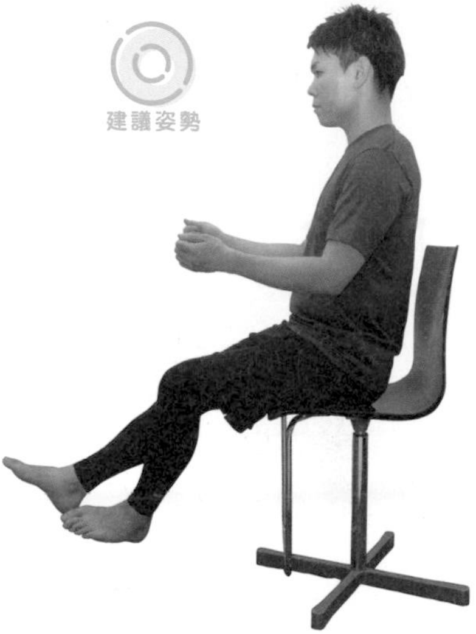

駕駛時的NG姿勢

在開車時**千萬不能邊將椅背向後傾，邊將臀部移動至椅面前方**。

雖然汽車座椅的設計能讓人能舒適地駕駛，但並非以緩解長時間駕車造成的僵硬及疼痛作為首要考量。一般的汽車座椅椅面傾斜，易使骨盆向後傾。當背部靠在座椅上時，將使脖子由根部向前傾，使頸椎僵直、簡訊頸的問題惡化。除了後頸部的肌肉之外，頸部前側的胸鎖乳突肌也容易因長時間駕車僵硬。因此，長時間駕駛時，更容易感到頸部僵硬和緊繃的問題。

此外，將體重支撐在單側扶手上以傾斜的姿勢駕駛，也會使僵硬問題惡化，務必小心留意。

Section 4

搭捷運姿勢篇

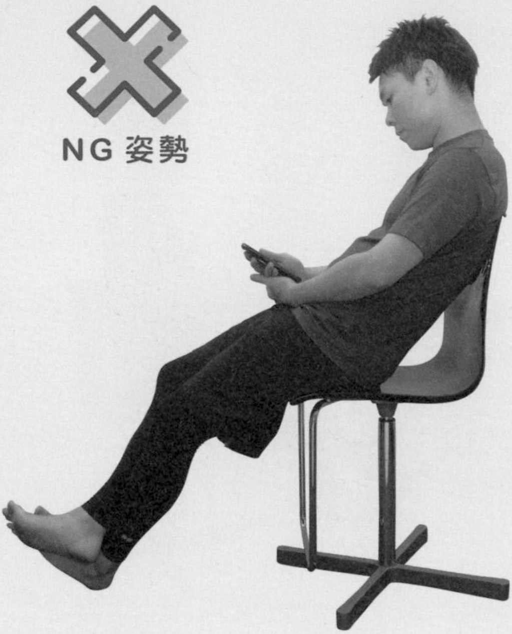

通勤中常出現的NG姿勢

雖然多少與前面的環境重複，但通勤時，**骨盆與頸部傾斜**的問題仍不可不小心！

靠在椅背上滑手機將使骨盆後傾、腰椎失去生理弧度。此外，也使脖子由根部向前傾，造成頸椎僵直和簡訊頸。

最終使頸部前側肌肉緊繃，也容易縮短、僵硬，更導致姿勢不良問題惡化。

建議姿勢與環境

在捷運中的坐姿重點便是讓臀部靠近椅背。並且讓頭部位於骨盆上方。
在滑手機時，可以將隨身物品放在大腿上，以非慣用手抱胸。**並將抱住身體的手當作基座，支撐慣用手，儘量將手機調整到視線高度。**

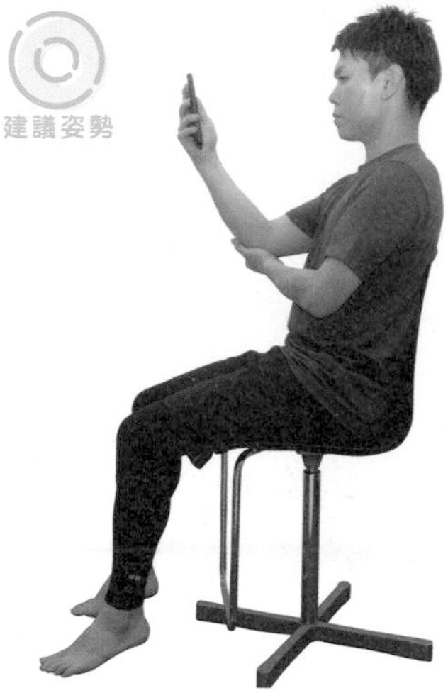

在搭捷運時睡著也務必留意。NG姿勢會讓身體的臀部至肩膀周邊穩定靠在座位上。然而，此時頸部至頭部則會因重力而垂下、無支撐而導致頸部處於不穩定的狀態，肌肉也難以持續出力支撐頭部。

當頸部持續東倒西歪、肌肉持續受到不必要的拉扯而使負擔集中在特定關節上——即便只發生1次，也可能導致頸部疼痛，疼痛狀況可能甚至無法立即舒緩，此點請務必留意。睡意難擋時，請坐在可以讓頭部靠在柱子或牆壁的位置吧！

Section 5

下廚姿勢篇

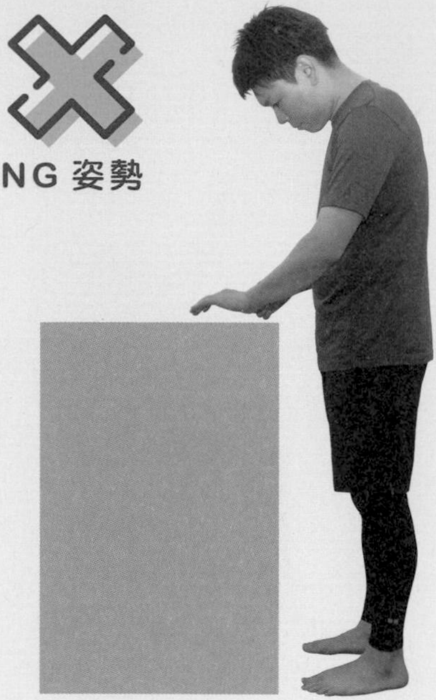

廚房中常出現的NG姿勢

日常生活是柴米油鹽，因此經常使用到廚房。也必須注意**料理時面朝下方的姿勢。**

我們通常不會整個身體向下彎，而是以頸部為支點，面朝下方作業。如此一來，便等於只有重達10％體重的頭部和頸部位於身體前方。為支撐重量，頸部根部必須付出足夠的力量支持。長期維持此姿勢，易使後頸部慢性僵硬、疼痛。

建議姿勢與環境

重點是**儘量減少向下望的角度**。具體注意事項如下4點。

❶ **雙腳膝蓋輕輕彎曲放低身體位置。**

❷ **雙腳稍微張開，放低身體位置。**

❸ **在流理台上加上增高檯面，提高作業位置。**

❹ **不彎曲頸部低頭，而是在作業時儘量讓視線向下。**

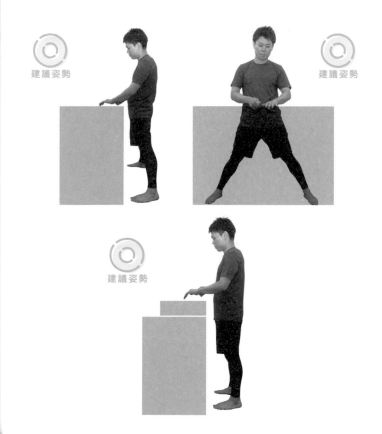

Section 6

入浴姿勢篇

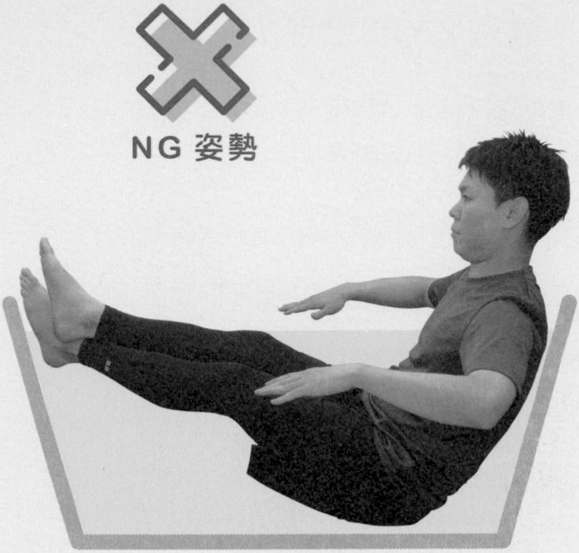

泡澡時常出現的NG姿勢

泡澡姿勢是日常自癒的關鍵！可能可以使身體自癒，也可能使身體狀態惡化。特別是當體溫上升時，會讓肌肉處於柔軟狀態，因此也容易改變關節和肌肉狀態。

以浴缸構造來說，當想讓水浸泡到肩膀時必須讓臀部及骨盆向前移動，但如此一來，便會壓縮到雙腳的空間。為解決這個問題，**容易變成伸長雙腳，**

建議姿勢與環境

當水泡到肩膀時，請將骨盆往後方移動，讓雙膝彎曲。試著立起骨盆，讓頭部輕輕靠在浴缸的邊緣。此姿勢能防止骨盆過度後傾，並較容易維持頸部前彎的弧度。

建議姿勢

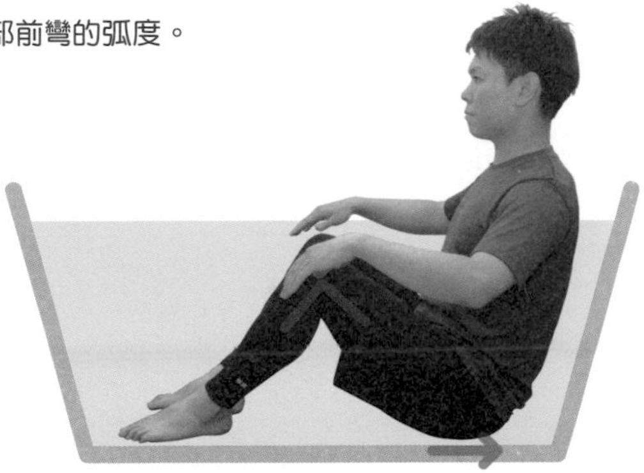

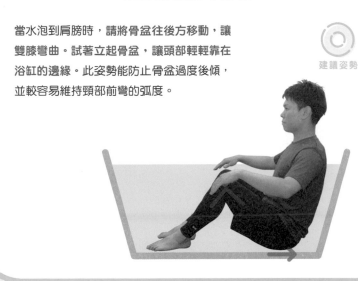

讓腳撐在浴缸上的姿勢。此時，**大腿內側的肌肉（大腿後側肌群）會使骨盆後傾，讓腰部呈現彎曲狀態。**

最近，會在泡澡時滑手機的人愈來愈多。脊椎彎曲的姿勢原本就NG了，滑手機更會使頸部關節長時間彎曲！正如前面所言，泡澡時，由於肌肉內部的血液循環變好導致難以察覺症狀，容易花更多時間盯著手機。務必留意日常生活中常發生的不良姿勢。

對應方式是「盡可能將骨盆向後坐，並將兩邊手肘放在浴缸兩側」。滑手機時彎曲手肘，以雙手拿手機，並儘量將手抬至臉部的高度。另外，儘量保持臉朝斜上方望的姿勢，將能減輕對身體的負擔，務必嘗試。

封面・本文設計・DTP・攝影
村上 総（Kamigraph Design）

本文插畫
寺崎 愛

找回自癒力
痠痛與疼痛改善BOOK

出　　版／楓葉社文化事業有限公司
地　　址／新北市板橋區信義路163巷3號10樓
郵政劃撥／19907596 楓書坊文化出版社
網　　址／www.maplebook.com.tw
電　　話／02-2957-6096
傳　　真／02-2957-6435
作　　者／大沼勝寛（ONUMA）
翻　　譯／李婉寧
責任編輯／林雨欣
內文排版／洪浩剛
港澳經銷／泛華發行代理有限公司
定　　價／350元
出版日期／2024年4月

國家圖書館出版品預行編目資料

找回自癒力：痠痛與疼痛改善BOOK／大沼勝寛（ONUMA）作；李婉寧譯. -- 初版. -- 新北市：楓葉社文化事業有限公司, 2024.04 面；　公分

ISBN 978-986-370-667-0（平裝）

1. 按摩　2. 骨骼肌肉系統疾病　3. 運動健康

418.9312　　113002149